U0255472

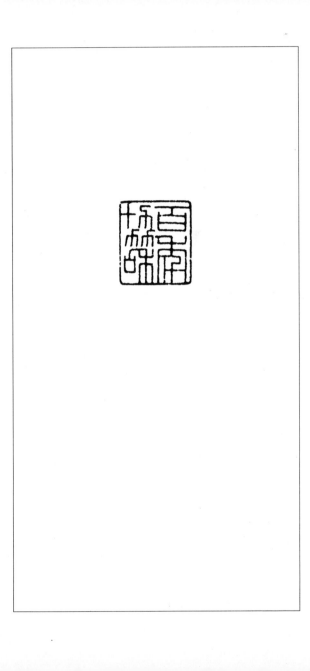

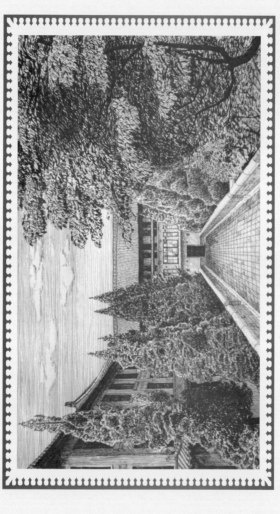

北京协和医院西花园

协和产科总值班手册

主　编　付晨薇

主　审　刘俊涛　　边旭明

　　　　杨剑秋　　万伟琳

编写人员（按拼音首字母排序）：

　　付晨薇　高劲松　蒋宇林　马良坤

　　戚庆炜　宋亦军　宋英娜　徐钟慧

　　张乐嘉　周希亚

插　图　孙正怡　篆　刻　王　涛

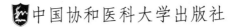
中国协和医科大学出版社

图书在版编目（CIP）数据

协和产科总值班手册／付晨薇主编. —北京：
中国协和医科大学出版社，2018.5
ISBN 978-7-5679-0386-9

Ⅰ. ①协… Ⅱ. ①付… Ⅲ. ①产科学–临床
医学–手册 Ⅳ. ①R714-62

中国版本图书馆 CIP 数据核字（2017）第 218175 号

协和产科总值班手册

主　　编：付晨薇
责任编辑：戴申倩

出版发行：**中国协和医科大学出版社**
　　　　　（北京东单三条九号　邮编100730　电话65260431）
网　　址：www. pumcp. com
经　　销：新华书店总店北京发行所
印　　刷：中煤（北京）印务有限公司

开　　本：787×1092　　1/32 开
印　　张：9
字　　数：120 千字
版　　次：2018 年 5 月第 1 版
印　　次：2018 年 7 月第 2 次印刷
定　　价：38.00 元

ISBN 978-7-5679-0386-9

前　　言

决定写这本书的外力是得到了北京协和医院教育处的基金支持，以此契机为"协和"的医学教育做点儿事情。这本书的立意让我回想起近十年前即将成为产科总值班医生时的那份兴奋与压力交织在一起的激动。真正的提笔时醒悟到：作为一个协和人，主要责任是治病救人，却又不仅仅是治病救人。他的社会责任来自于"协和"这个平台，更来自于让我们每天都在进步的患者。要把我从协和学到的，从患者那里反馈到的汇成文字，惠及同道，回报社会。于是携同北京协和医院产科经验丰富的专家们一起构思和撰写了这本实用手册。

如同已经出版的《协和住院医师手册》系列书籍所带给大家的，我希望那些即将成为产科总值班的"年轻人"在上岗前带着"敬畏"的心情，怀揣这本手册，逐章阅读，并记录下心得。我希望那些正在值急诊夜班的总值班遇到急诊或者独立解读超声报告时，能在这本书里迅速找到信心，还希望他们在值班难得的空闲时间里翻开某一个章节，仔细地研读，体会笔者们想给予读者的支持与温暖。

这是北京协和医院产科专业组还有相关科室的同仁们一同送给年轻的产科同道们的一份礼物，同时也借鉴了兄弟医院的宝贵经验。感谢师兄孙正怡教授的协和画作，感谢师弟王涛的百年协和篆刻。

正文即将开始，希望它是一本带着温度的专业书！

付晨薇

2017 年 9 月

目　　录

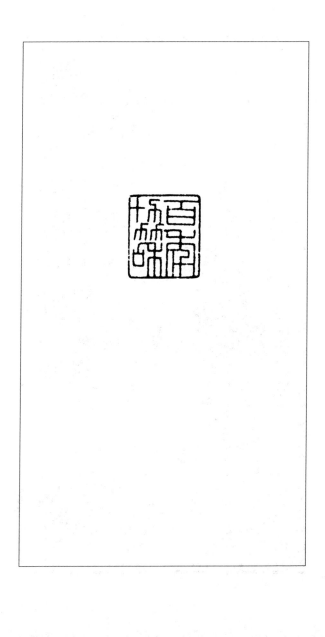

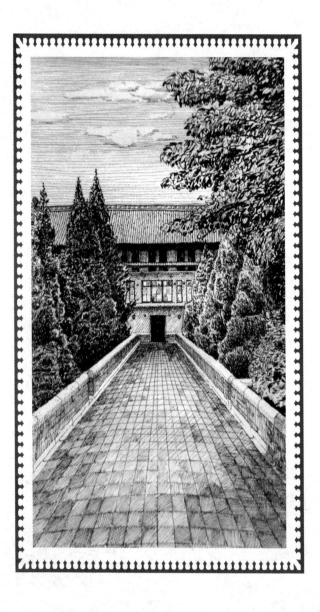

最危急的产科并发症

◆ 羊 水 栓 塞

从"羊水栓塞"写起，是因为它的高死亡率。希望每个医生在上岗前都能充满敬畏地仔细阅读。一旦遇到，能够紧张、有序地组织抢救。

1. **定义**：羊水栓塞是于产程中或胎儿娩出后，产妇突然出现的喘憋、昏迷、意识丧失、甚至心搏骤停、DIC 所致严重产后出血为特征的产科并发症，病死率高达 20% ~ 60%。目前，羊水栓塞的病因及发病机制尚不明确，也缺乏快速的特异性诊断方法，主要是依据临床症状和体征的排除法诊断。

2. **高危因素**：在介绍羊水栓塞发生的高危因素之前，希望读者有这样的意识：**每个孕、产妇都有发生羊水栓塞的可能**，只是在下列情况下更容易发生而已：

- 高龄初产
- 经产妇
- 剖宫产分娩
- 胎膜早破或人工破膜时
- 有药物引产或加强宫缩史
- 急产或宫缩过强过密时
- 前置胎盘
- 胎盘早剥
- 胎儿生长受限或胎死宫内
- 早产或过期产
- 有子宫破裂或手术产史
- 羊水混浊有胎粪者
- 多胎妊娠或者羊水过多
- 子痫前期

3. **临床表现**：分娩时或分娩后短时间内出现严重休克，伴有寒战、烦躁、咳嗽等前驱症状；然后，依据首发症状不同，羊水栓塞分为两种类型，第 1 种类型首发为呼吸困难、喘憋、发绀发绀、血压下降、意识丧失、昏迷甚至死亡等急性肺动脉高压表现；第 2 种类型首发为无原因的胎儿娩出后即刻大量产后出血，为不凝血，随后缓慢出现低氧血症、血压下降、淡漠等症状。胎儿娩出前，常以第 1 种类型为主要特征，胎儿娩出后，常以第 2 种类型为特征，容易误诊为宫缩乏力性产后出血，造成诊断和处理的延迟。

羊水栓塞所致休克、呼吸循环衰竭的四个特点：继前驱症状后很快进入深度休克；休克无法用出血解释；较早出现深昏迷及抽搐；肺底较早出现啰音，与休克肺不同。

4.**诊断标准**：我国通常采用美国诊断标准：产程中或产后短时间内出现 1 个及以上症状，如心源性低血压和（或）心搏骤停、低氧血症和呼吸衰竭、DIC、抽搐和（或）昏迷即可临床诊断为羊水栓塞，并启动相应处理，但要排除其他原因。

5.**诊治要点**

- 早发现、早诊断、早治疗
- "诊断-汇报-抢救"同时进行
- 宁可过度诊断
- 下病危医嘱，启动团队抢救模式
- 心电、血压、血氧监测
- 向上级医生汇报

- 向患者家属交代病情
- 请麻醉科、内科及 ICU 到场

6. 抢救流程：快速诊断基础上的多学科团队流程化及时抢救是改善母儿预后的关键。

　　首先应该明确没有针对羊水栓塞的特异治疗，多学科的抢救小组，尤其是麻醉科医生及时到场，进行有效的生命支持是治疗成功的关键。

7. 抢救小组：以产科为中心的抢救团队，包括麻醉科、重症医学科、内科、儿科、手术室、血库、检验科、医务处等。

8. 抢救流程

- 生命支持
  - ✓ 积极抢救，同时呼叫抢救小组。
  - ✓ 首先应保持呼吸道通畅，面罩加压给氧或维持正压给氧，昏迷者立即气管插管
  - ✓ 迅速建立静脉通道至少两条，1 条套管针，中心静脉。液体复苏首选乳酸林格液
  - ✓ 顽固性低血压尽快使用升压药物：多巴胺或去甲肾上腺素
  - ✓ 传统的解痉药物：盐酸罂粟碱、氨茶碱及阿托品是否有效缺乏证据。

* 罂粟碱：直接松弛血管平滑肌（冠状血管、肺、脑血管），30～90mg＋50%GS20～40ml缓慢静脉注射。与阿托品合用扩张肺小动脉更好

* 阿托品：解除肺血管痉挛，抑制支气管分泌，改善微循环。阿托品1mg＋5%GS10ml静脉注射，15～30min 1次。心率>120次/分慎用

* 酚妥拉明：解除肺血管痉挛，同时抗休克。5～10mg＋5%GS 250～500ml静脉注射，0.3mg/min

* 乌拉载尔（压宁定）：25mg静脉滴注

* 氨茶碱：扩张冠状动脉及支气管平滑肌，250mg＋25%GS 10ml缓慢静脉注射，可重复

- 抗过敏

  大剂量肾上腺皮质激素类药物的抗过敏治疗是否改善母儿预后并无循证医学证据，可能对阻断病情有一定效果。

  ✓ 氢化可的松300～400mg

  * 先200mg静脉缓慢推注

  * 再200mg＋5%GS静脉滴注

✓ 地塞米松

  * 20mg+25%GS 静脉注射

  * 20mg+5%GS 静脉滴注

- 快速娩出胎儿

  如果胎儿尚未娩出,抢救的同时应立即终止妊娠。如果宫颈口已经开全,对有阴道助产条件者应立即行阴道助产,对无助产条件者应立即行剖宫产术分娩。

- 凝血功能障碍的处理

  快速大量输注新鲜冰冻血浆可以改善母儿预后,但应额外补充纤维蛋白原。1000ml 新鲜冰冻血浆至少需要额外补充 6~8g 纤维蛋白原。24 小时内输血量达到 5000ml 以上称为大量输血。大量输血时浓缩红细胞:新鲜冰冻血浆:血小板按照 10U:10U:1U 比例输注。重组活化凝血因子Ⅶa 有增加血栓的风险,不推荐常规使用。

- 宫缩剂的使用和子宫切除术

  子宫收缩乏力伴有大量出血时可以使用宫缩剂。若 DIC 难以纠正且大量活动出血危及产妇生命,果断切除子宫是必要的。

■ **要点总结与推荐**

- 羊水栓塞重在"早诊早治"
- 对产妇的密切观察是"早诊"的基础
- 快速组织多学科生命支持

（付晨薇）

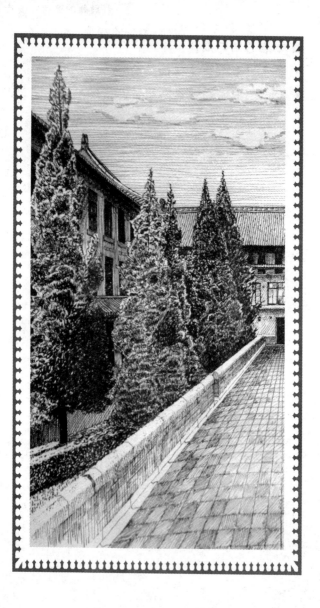

常见的中晚期妊娠产科并发症

◆ 妊娠期高血压疾病

在临床中，有时会遇到定期规律产检的孕妇发生妊娠期高血压疾病，需要入院评估、治疗；也会遇到急诊的重度子痫前期患者，两者在处理上略有差异。

1. 诊断和分类

中华医学会妇产科学分会妊娠期高血压疾病学组在 2015 年发表了"妊娠期高血压疾病诊治指南（2015）"疾病诊断及分类如下：

分类	诊断标准
妊娠期高血压	妊娠 20 周后首次出现血压升高，收缩压 ≥ 140mmHg 和（或）舒张压 ≥90mmHg 尿蛋白阴性 产后 12 周血压正常，产后确诊 收缩压 ≥160mmHg 和（或）舒张压 ≥110mmHg 为重度妊娠期高血压
子痫前期和子痫	**子痫前期：** 妊娠 20 周后出现收缩压 ≥140 mmHg 和（或）舒张压 ≥90 mmHg，且伴有下列任一项：尿蛋白 ≥0.3 g/24 h，或尿蛋白/肌酐比值 ≥0.3，或随机尿蛋白 ≥（+）（无法进行尿蛋白定量时的检查方法）；无蛋白尿但伴有以下任何一种器官或系统受累：心、肺、肝、肾等重要器官，或血液系统、消化系统、神经系统的异常改变，胎盘-胎儿受到累及等。血压和（或）尿蛋白水平持续升高，发生母体器官功能受损或胎盘-胎儿并发症是子痫前期病情向重度发展的表现

分类	诊断标准
	子痫前期孕妇出现下述任一表现可诊断为重度子痫前期：①血压持续升高：收缩压≥160 mmHg和（或）舒张压≥110 mmHg；②持续性头痛、视觉障碍或其他中枢神经系统异常表现；③持续性上腹部疼痛及肝包膜下血肿或肝破裂表现；④肝酶异常：血丙氨酸转氨酶（ALT）或天冬氨酸转氨酶（AST）水平升高；⑤肾功能受损：尿蛋白>2.0 g/24 h；少尿（24 h尿量<400 ml、或每小时尿量<17 ml）、或血肌酐>106μmol/L；⑥低蛋白血症伴腹腔积液、胸腔积液或心包积液；⑦血液系统异常：血小板计数呈持续性下降并低于100×109/L；微血管内溶血［表现有贫血、黄疸或血乳酸脱氢酶（LDH）水平升高］；⑧心功能衰竭；⑨肺水肿；⑩胎儿生长受限或羊水过少、胎死宫内、胎盘早剥等
	子痫：子痫前期基础上发生不能用其他原因解释的抽搐

续　表

分类	诊断标准
妊娠合并慢性高血压	既往存在的高血压或在妊娠 20 周前发现收缩压 ≥ 140 mmHg 和（或）舒张压 ≥ 90 mmHg，妊娠期无明显加重；或妊娠 20 周后首次诊断高血压并持续到产后 12 周以后
慢性高血压并发子痫前期	慢性高血压孕妇，孕 20 周前无蛋白尿，孕 20 周后出现尿蛋白 ≥ 0.3 g/24 h 或随机尿蛋白 ≥（＋）；或孕 20 周前有蛋白尿，孕 20 周后尿蛋白定量明显增加；或出现血压进一步升高等上述重度子痫前期的任何一项表现

2. 临床处理：临床处理包括疾病的早期防范、全程监控与积极治疗。其中防范与监控是妊娠期高血压疾病临床处理的关键，主要在门诊完成。本手册中重点关注急诊来院的重症患者。

- 急诊病人的评估
  - ✓ 孕妇的评估
    - * 现病史及既往史：尤其是非本机构规律产检的孕妇要评估其年龄、孕周、既往孕产史、有无规律产检、子痫前期有无

相应治疗（如应用降压药物、硫酸镁及地塞米松等）及治疗效果和孕妇的主诉（如头晕、视物不清及上腹痛等）

* 体格检查：全身查体，同时应注意血压和心率、水肿程度、宫底与孕周是否相符、有无宫缩、子宫张力、膝腱反射及上腹部有无压痛等，还应注意子痫抽搐患者的意识、有无颈强直、瞳孔情况等

* 实验室检查：应特别注意尿常规的蛋白，24 小时尿蛋白，血常规的 HCT 和血小板，肝肾功能的 ALT、LDH、Cr 以及眼底检查结果等。必要时行肝、胆、胰、脾超声检查及超声心动图检查

✓ 胎儿的评估：包括胎龄、胎儿大小与孕周是否相符、胎儿有无畸形及胎心情况。通过胎儿超声及胎心监护进行判断

判断胎龄时首先应核对预产期是否准确，早期妊娠超声是否符合等，不能依靠就诊时宫底的高低和超声的大小来判断，因为子痫前期的患者常合并胎儿宫内生长受限

胎儿超声检查时应注意胎儿大小、脐动脉血流及胎盘和羊水的情况，必要时测量胎儿大脑中动脉血流指数，了解胎儿宫内生长情况

- 急诊病人的处理

  ✓ 母胎评估、病情交代、解痉降压治疗及多科会诊几乎是同时进行的

  ✓ 在经过上述的母胎评估过程后，需要根据孕妇的孕周及母胎情况，向孕妇及家属交代妊娠期高血压疾病及治疗性早产的风险，并尽量明确其对早产儿的救治态度

  ✓ 如孕周太小或血压过高或合并高血压性心脏病，需要儿科、内科、麻醉科及 ICU 等科室多科会诊。如果孕妇有多次妊娠期高血压疾病尤其是早发型子痫前期要警惕合并免疫疾病的可能，应查血免疫指标，如补体、ANA 等，必要时请免疫科会诊

  ✓ 治疗

    * 治疗原则：休息、镇静、预防抽搐、有指征地降压、利尿、监测母儿情况、适时终止妊娠

    * 一般治疗：左侧卧位、吸氧 1 小时，3

次/日，补充足量蛋白质及热量

* 降压治疗：血压轻度升高也是机体自我调节的一部分，可以确保胎盘灌注。目前仍无充分证据证实轻度血压升高是否需要应用降压药物治疗，但仍需严密监测和警惕严重高血压的发生，如合并肝脏、心脏或凝血功能障碍，则降压的标准需要降低。孕妇收缩压 ≥160mmHg或舒张压 ≥110mmHg 时应进行降压治疗，降压治疗的目的是预防心脏血管意外和胎盘早剥等严重母胎并发症。降压过程力求血压下降平稳，不可波动过大，且血压不可低于 130/80mmHg，以保证子宫-胎盘血流灌注

　　常用降压药物有肾上腺素能受体阻滞剂、钙离子通道阻滞剂及中枢性肾上腺素能神经阻滞剂等药物。常用口服降压药物有拉贝洛尔、硝苯地平或硝苯地平缓释片等；如口服药物血压控制不理想，可使用静脉用药，常用有：拉贝洛尔、酚妥拉明；孕期一般不使用利尿剂降压，以防血液浓缩、有效循环血量减

少和高凝倾向。不推荐使用阿替洛尔和哌唑嗪。妊娠中晚期禁止使用血管紧张素转换酶抑制剂（ACEI）和血管紧张素Ⅱ受体拮抗剂（ARB）

* 解痉治疗：硫酸镁是子痫前期解痉和预防子痫发作疗效最确切、应用最广泛的药物。轻度子痫前期患者是否需要应用硫酸镁解痉尚存有争议，但对于急诊患者多为突发病例，无论轻度或重度子痫前期，对病情的评估很重要，可以应用硫酸镁解痉同时进行相关会诊与病情评估

硫酸镁的治疗方案：首次负荷剂量4g（25%硫酸镁16ml＋5% GS 20ml），20~30分钟静脉注射，随后1~1.5g/h静脉泵入，睡前可给予硫酸镁5g（25%硫酸镁20ml＋2%利多卡因2ml）分双侧臀部深部肌内注射。一般24小时硫酸镁总量不超过25g，根据孕妇体重个体化掌握

硫酸镁常见的不良反应为发热、面部潮红、恶心呕吐、肌肉无力、头晕及

注射部位刺激感。严重不良反应包括运动麻痹、呼吸抑制及心律失常等

硫酸镁治疗过程中应监测尿量、呼吸、腱反射，有条件者应监测血镁浓度。血镁治疗浓度为 1.75~3mmol/L。中毒时可给予 10% 葡萄糖酸钙 10ml 静脉注射

有些子痫前期患者应用硫酸镁治疗不能缓解病情，故**应用硫酸镁治疗应定期评价疗效**，包括患者症状、血压、尿蛋白、肝肾功能、血常规、眼底及超声等

* 镇静治疗：镇静药物可以改善睡眠，预防和控制子痫，常可选用的镇静剂包括地西泮（安定）睡前 5mg 口服或 10mg 肌内注射。硫酸镁治疗无效时可以考虑给予冬眠合剂 1/3 量肌内注射，一般仅用于控制子痫发作时。冬眠合剂由氯丙嗪 50mg、哌替啶 100mg 和异丙嗪 50mg 组成

* 糖皮质激素：孕龄<34 周者建议给予糖皮质激素促进胎肺成熟，可以明显降低新生儿呼吸窘迫的发生，同时降低新生

儿脑室内出血、感染和死亡的发生，并且不增加母亲并发症。可以给予地塞米松6mg肌内注射，每日2次，共4次

* 纠正低蛋白血症：无论产前、产时还是产后，低蛋白血症的重度子痫前期患者心衰控制平稳后都可以给予人血清白蛋白或血浆，但需要警惕循环血量增加而再次诱发心衰的可能。所以在应用白蛋白或血浆时应配合应用利尿剂，并严密监测病情。在产前小剂量给予人血清白蛋白逐步纠正低蛋白血症可以稳定产时和产后微循环和防止心衰发生

✓ 终止妊娠的指征：终止妊娠是子痫前期及子痫治疗的最根本办法，终止妊娠的时机需要根据患者妊娠的周数、严重并发症发生的情况、家庭经济情况、对新生儿尤其是早产儿救治的意愿及医疗条件，尤其是儿科早产儿救治水平综合决定

可以考虑终止妊娠的情况：①妊娠期高血压、轻度子痫前期孕妇可以期待至37周后；②重度子痫前期患者妊娠<26周，经治疗不稳定者建议终止妊娠，妊娠

26~28 周根据母胎情况和当地母儿诊疗能力决定期待治疗是否可行，妊娠 28~34 周病情不稳定者经积极治疗 24~48 小时病情仍加重，应终止妊娠，病情稳定者可以考虑期待治疗。妊娠>34 周者，促胎肺成熟治疗后可终止妊娠。妊娠 37 周后的重度子痫前期者应终止妊娠；③子痫控制后可考虑终止，若胎心持续异常超过 10 分钟也要考虑终止妊娠并交代风险；④孕妇有肺水肿、胎盘早剥、急性肾功能衰竭、DIC 等严重并发症；⑤进展的 HELLP 综合征；⑥孕妇有持续不缓解的头痛、恶心、呕吐、上腹痛等；⑦胎儿情况不良：严重的胎儿生长受限伴或不伴有羊水过少经治疗无好转、脐动脉舒张期血流消失或反流

✓ 终止妊娠的方式的选择：终止妊娠应针对孕妇和胎儿整体状况，包括病情和生育史、家庭状况及当地医疗条件、早产儿救治水平等与患者及家属进行充分沟通后个体化处理

✓ 诊治过程中应警惕的严重并发症：接诊时应向患者家属充分交代：积极诊断、治疗、评估过程中仍可能出现的严重并发

症，如 HELLP 综合征、胎盘早剥、妊娠期高血压心脏病、胎死宫内、子痫、脑出血、可逆性后部白质脑病及肝包膜下血肿等均可能危及母儿的生命。临床应密切观察，警惕各种并发症可能发生的先兆，做到加强预防、早诊断、早治疗

- 产后处理

重度子痫前期孕妇产后应继续使用硫酸镁24~48h，预防产后子痫。孕妇产后仍应监测血压，并密切观察自觉症状。

■ 要点总结与推荐

急诊来院、未正规进行围产期保健的妊娠期高血压疾病孕妇接诊重点在于：

1. 迅速、全面了解病史与充分评估，评估的过程中可能需要多科会诊。

2. 向患者及家属充分沟通病情，根据评估结果制定治疗方案。

3. 评估-治疗-再评估适时终止妊娠。

（付晨薇）

◆ 子 痫

子痫是妊娠期高血压疾病所致母儿死亡的主要原因，应尽量避免院内子痫的发生，一旦发生应积极处理。子痫的处理原则是控制抽搐，纠正缺氧和酸中毒，控制血压，抽搐终止后尽快终止妊娠。

子痫的处理

- 紧急处理
  - 防止舌咬伤、防止窒息、防止坠地受伤
  - 避免声光刺激，开放静脉，吸氧，维持呼吸、循环功能稳定，密切观察生命体征利尿量

- 控制抽搐
  - 硫酸镁静脉注射4g静脉滴注7.5g（见妊娠期高血压疾病用法）
  - 不能控制者用冬眠1号，1/3量快速静脉滴注

- 降压
  - 收缩压≥160mmHg，舒张压≥90mmHg时要积极降压。具体参见降压治疗。注意监测子痫后的胎盘早剥，肺水肿等并发症

- 降低颅内压
  - 20%甘露醇250ml快速静脉滴注

- 防治并发症
  - 防治心衰、DIC、HELLP综合征、预防感染

- 终止妊娠
  - 宫口开全：及时产钳助产
  - 宫口未开全：抽搐控制2小时后剖宫产娩出胎儿
  - 胎心持续异常，尽早终止妊娠

- 母儿监测
  - 母：生命体征、神志、尿量、实验室检查、眼底等
  - 儿：胎心、超声检查

（付晨薇）

◆ HELLP 综合征的诊断和治疗

HELLP 综合征以溶血、肝酶水平升高及低血小板计数为特点，可以是妊娠期高血压疾病的严重并发症，也可以发生在无血压升高或血压升高不明显、或者没有蛋白尿的情况下，会发生在子痫前期临床症状出现之前。多数发生在产前。典型症状为全身不适、右上腹疼痛、体质量骤增、脉压增大。少数孕妇可有恶心、呕吐等消化系统表现，但高血压、蛋白尿表现不典型。确诊主要依靠实验室检查。

1. 诊断标准

- 血管内溶血：外周血涂片见破碎的红细胞、球形红细胞；胆红素升高；血红蛋白轻度下降；LDH 水平升高。其中 LDH 水平升高更为敏感

- 肝酶水平升高

- 血小板计数减少：血小板计数$< 100 \times 10^9/L$；对于存在血小板下降趋势，且$< 150 \times 10^9/L$的孕妇应进行严密追查

2. 鉴别诊断

HELLP综合征应与血栓性疾病、血栓性血小板减少性紫癜、溶血性尿毒症性综合征、妊娠期急性脂肪肝、抗磷脂综合征、系统性红斑狼疮相鉴别

3. 治疗

HELLP综合征应住院治疗。对孕妇进行整体评估，适时终止妊娠。

- 针对血小板减少的治疗
  - ✓ 血小板$> 50 \times 10^9/L$且不存在失血或血小板功能异常时，不建议预防性输注血小板
  - ✓ 血小板$< 50 \times 10^9/L$可考虑肾上腺皮质激素治疗
  - ✓ 血小板$< 50 \times 10^9/L$且血小板计数迅速下降或存在凝血功能障碍时应考虑配血，包括血小板
  - ✓ 血小板$< 20 \times 10^9/L$时分娩前建议输注血小板

- 终止妊娠的时机

  绝大多数 HELLP 综合征孕妇应在积极治疗后终止妊娠。只有当胎儿不成熟且母胎病情稳定的情况下方可在三级医疗机构期待治疗

- 分娩方式：可酌情放宽剖宫产指征

- 麻醉：血小板计数 $> 75×10^9/L$，无凝血功能障碍和进行性血小板下降趋势者可选用区域麻醉

（付晨薇）

◆ 胎 盘 早 剥

妊娠 20 周后或分娩期，正常附着的胎盘在胎儿娩出前，部分或全部从子宫壁剥离，称为胎盘早剥。胎盘早剥母儿危害大，早期诊断困难，需要警惕，动态观察。

1. **高危因素**：当患者有下列高危因素时应警惕胎盘早剥的发生：

- 高血压与血管病变：如妊娠期高血压疾病、结缔组织病等

- 机械性因素：如外伤或行外倒转术时

- 羊膜腔穿刺

- 宫腔内压力骤减：如胎膜早破、羊水过多自然破膜或人工破膜、双胎第一胎娩出后子宫腔压力骤降

- 子宫静脉压突然升高：如仰卧时

- 不良生活习惯：如吸烟、吸食可卡因等

- 其他：有些孕妇不明原因出现胎盘早剥，此时需要根据异常阴道出血及子宫张力持续过高等早期诊断

2. **临床表现：**胎盘早剥的主要临床表现为腹痛及阴道出血，二者可单独存在，也可同时存在。腹痛多为持续性，体格检查时可见子宫较孕周大，处于紧张状态，硬如板状，宫缩间歇期子宫不放松。

3. **诊断：**因为只有 25% 的胎盘早剥病例能经 B 超证实诊断，所以**超声检查未见异常时不能除外胎盘早剥**，其诊断主要依赖病史、症状及体征。当可疑胎盘早剥，但病情较轻、临床表现不典型时应动态监测生命体征、宫底高度、子宫收缩情况及血红蛋白的变化及胎心监护等，不应有侥幸心理。对于有外伤史的孕妇，疑有胎盘早剥时，应至少行 4h 的胎心监护，以早期发现胎盘早剥。

4. **分级：**在临床上推荐使用胎盘早剥分级标准作为病情的判断与评估。见表 1。

表 1 胎盘早剥的分级

分级	临床特征
0 级	胎盘原有小凝块，但无临床症状
Ⅰ级	阴道出血；可有子宫压痛和子宫强直性收缩，产妇无休克，无胎儿窘迫
Ⅱ级	可有阴道出血；产妇无休克；有胎儿窘迫发生
Ⅲ级	可能有外出血，子宫强直性收缩明显；持续腹痛，产妇失血性休克，胎儿死亡

5. **并发症**：胎盘早剥可发生较严重的并发症，如 DIC 与凝血功能障碍、急性肾衰竭、羊水栓塞及产后出血等危及母儿生命。防治的关键在于及时、恰当的处理。

6. **治疗**：应该牢记的准则是：Ⅱ级以上胎盘早剥一旦诊断，必须及时终止妊娠。在积极终止妊娠的同时对症支持治疗，包括纠正休克、处理并发症及原发病，如妊娠期高血压疾病的治疗。0~Ⅰ级胎盘早剥保守治疗时应充分交待风险，密切监测母婴安全，防止疾病加重，适时终止妊娠。

除经产妇、宫口已经开大估计短时间内能

迅速阴道分娩者，可以阴道分娩，立即人工破膜，使羊水缓慢流出，其他均应考虑立即剖宫产。无论阴道分娩还是剖宫产均应警惕产后出血发生。胎死宫内者根据凝血功能情况等选择分娩方式。

■ 要点总结与推荐

1. 影像学对胎盘早剥的诊断价值非常有限。一旦怀疑，则应密切动态监测并向孕妇及家属交待风险。

2. 胎盘早剥可继发致命的并发症，应做好充足的预案，经常需要多科协作。

（付晨薇）

◆ 早　　产

1. **定义**：WHO 将早产定义为孕龄在 37 周以下终止者，并无明确下限。我国因 NICU 救治水平差异较大，故仍将早产定义为妊娠满 28 周至 37 周之前的分娩。

2. **诊断与预测**：在妊娠满 28 周至满 37 周以前出现规律的宫缩 ≥8 次/小时，可以伴有或不伴有阴道流液或流血。阴道检查及超声检查提示宫颈缩短，宫颈口扩张，称为早产临产。

以下两个指标对于早产有很好的预测价值：

- 经阴道超声测量宫颈长度：妊娠 24 周前阴道超声测量宫颈管长度<2.5cm 对于预测 34 周前分娩的敏感性、特异性、阳性预测值和阴性预测值分别为 76%、68%、20% 和 96%，即如经阴道超声测量孕妇宫颈管长度>2.5cm，则其 1 周内不会分娩的可能性

为 96%

- 宫颈分泌物检测胎儿纤维连接蛋白（FFN）：在妊娠期 25~35 周之间检测，7 天内发生早产的敏感性为 90.5%、特异性 83%、阳性预测值 13.4%、阴性预测值 99.7%，即如检测 FFN 阴性，则该孕妇在 1 周内不会早产的可能性为 99.7%。应注意，妊娠 35 周以上 FFN 阳性没有临床意义。注意应在络合碘消毒阴道检查前进行 FFN 检测，且 24 小时之内同房史或阴道出血都可以导致假阳性

3. **治疗**：在妊娠满 28 周至满 37 周以前出现规律的宫缩 ≥6 次/小时，FFN 阳性，经阴道或会阴测量宫颈长度 ≤20mm 者可以留院治疗。治疗内容包括：

- 宫缩抑制剂
  - ✓ 应用指征：规律的宫缩 ≥8 次/小时，胎儿存活且无继续妊娠的禁忌证时考虑应用宫缩抑制剂，孕龄 ≥34 周时是否应用宫缩抑制剂需要个体化决定
  - ✓ 常用的宫缩抑制剂
    - ＊ 钙通道阻断剂：硝苯地平起始剂量为 20mg 口服，然后每次 10~20mg，3~4

次/日，根据宫缩情况调整，可持续48h。服药中注意观察血压，防止血压过低

* β₂ 肾上腺素能受体激动剂：盐酸利托君起始剂量为 $50\sim100\mu g/min$ 静脉滴注，每 10 分钟可增加 $50\mu g/min$，最大剂量不超过 $350\mu g/min$。一般用药 48 小时，长期用药不良反应增加且经验不足，应向患者交代。母亲用药不良反应较多，如恶心、头痛、心动过速、胸闷、气短、低血钾、高血糖、肺水肿等，应用盐酸利托君期间应注意患者主诉，适当控制入量，监测心率、血糖、血钾等。胎儿和新生儿可发生心动过速、低血糖、低血钾、低血压、高胆红素血症，偶尔有脑室周围出血

有明显的心脏病、心动过速、糖尿病控制不满意、甲状腺功能亢进者禁用

* 缩宫素受体拮抗剂：主要是阿托西班。起始剂量为 6.75mg 静脉点滴 1min，继续 18mg/h 维持 3h，接着 6mg/h 持续 45h

- 促胎肺成熟：一般情况下，妊娠 34 周前估计 7 天内可能发生早产的孕妇会给予糖皮质激素治疗，称促胎肺成熟治疗。若早产临产，来不及完成完整疗程者，也应给药
- 未足月胎膜早破见下节
- 有早产风险的患者应签署相关知情同意书。早产儿的风险见下节
- 硫酸镁的应用

  推荐妊娠 32 周前早产者常规应用硫酸镁作为胎儿中枢神经系统保护剂治疗。建议应用硫酸镁时间不超过 48h

  硫酸镁的治疗方案是首次负荷剂量 4g（25% 硫酸镁 16ml+5%GS 20ml），20~30 分钟静脉注射，随后 1~1.5g/h 静脉泵入，睡前可给予硫酸镁 5g（25% 硫酸镁 20ml+2% 利多卡因 2ml）分双侧臀部深部肌内注射。一般 24 小时硫酸镁总量不超过 30g，根据孕妇体重个体化掌握

  硫酸镁常见的不良反应为发热、面部潮红、恶心、呕吐、肌肉无力、头晕及注射部位刺激感。严重不良反应包括运动麻痹、呼吸抑制及心律失常等

硫酸镁治疗过程中应监测尿量、呼吸、腱反射，有条件者应监测血镁浓度。血镁治疗浓度为 1.75~3mmol/L。中毒时可给予 10% 葡萄糖酸钙 10ml 静脉注射

- 抗生素

  对于胎膜完整的早产，使用抗生素不能预防早产，除非分娩在即，而下生殖道 B 族溶血性链球菌阳性

（付晨薇）

◆ 胎 膜 早 破

胎膜早破是产科急诊常见的产科并发症，未足月胎膜早破处理相对棘手，需要权衡利弊决定进退取舍。

1. **定义**：在临产前胎膜自然破裂者。妊娠满37周后发生者为足月胎膜早破，妊娠37周前发生者为未足月胎膜早破。

2. **诊断**

- 病史：孕妇主诉有阴道流液，量多，活动后加重基本上可以直接诊断。若间断少量流液或水样分泌物需行进一步检查

- 临床检查：pH 试纸变色或阴道分泌物玻片显微镜下见羊齿状结晶或毳毛可以帮助诊断

3. **胎膜早破合并绒毛膜羊膜炎的诊断**

- 孕妇发热（体温≥37.8℃）

- 血常规白细胞计数增多（≥$15×10^9$/L）或核左移
- C-反应蛋白升高
- 孕妇和胎儿心率增快
- 子宫张力大
- 阴道分泌物有臭味
- 分娩时羊水、新生儿耳部、胎盘培养阳性
- 孕妇体温升高同时伴有上述 2 个或以上症状或体征可以诊断

4. **急诊处理**：可疑胎膜早破患者行阴道检查前应先行阴道流液 pH 试纸检查，确诊胎膜早破无论孕周均应入院。入院前行阴道检查、血常规、凝血、超声、NST 等。可疑胎膜早破的患者可通过超声了解羊水量等帮助确诊，如仍无法确诊，建议入院观察。

5. **入院后处理**：如可疑宫内感染或胎儿宫内窘迫等其他产科因素需立即终止妊娠外，其他需要根据孕周等相应处理。

- 足月胎膜早破：①无剖宫产指征，妊娠≥37周的胎膜早破可以在破膜后 2~12h 内积极引产。良好的规律宫缩引产至少 12~18h 如仍在潜伏期才考虑剖宫产。对于拒绝引产者

应充分告知期待治疗可能增加母儿感染风险；②有剖宫产指征，已经足月，可直接行剖宫取子术，必要时留取宫腔拭子

- 未足月胎膜早破：未足月胎膜早破患者应告知其早产风险，早产儿因各个器官系统不成熟，可能发生的风险：

   ✓ 肺部疾病：包括新生儿呼吸窘迫综合征、频发性呼吸暂停、慢性肺损伤及支气管肺发育不良等

   ✓ 颅内出血、脑损伤等

   ✓ 感染（包括败血症、脑膜炎、坏死性小肠结肠炎等）

   ✓ 硬肿病

   ✓ 低血糖

   ✓ 高胆红素血症

   ✓ 晚期代谢性酸中毒

   ✓ 早产儿贫血

   ✓ 早产儿视网膜病变

   ✓ 智力障碍或神经系统后遗症

   ✓ 新生儿窒息、死产及胎死宫内等

   早产儿的救治花费大，孕周越小，风险越大。孕周小的早产儿可能会有神经系统、视力

等方面的后遗症。患者应签署知情同意书。

<24 周的早产胎膜早破新生儿风险高，不建议期待疗法。孕 $24 \sim 27^{+6}$ 周者应充分告知保胎风险，羊水最大深度<20mm 宜考虑终止妊娠。$28 \sim 33^{+6}$ 周有条件建议延长孕周期待治疗，包括母胎监测、预防性应用抗生素、糖皮质激素促胎肺成熟、宫缩抑制剂使用等。$34 \sim 34^{+6}$ 周者国内多倾向于期待治疗。$35 \sim 36^{+6}$ 周早产儿存活率接近足月儿，不宜保胎。

母胎监测：母亲应监测有无宫内感染（体温、心率、血常规、C-反应蛋白等），胎儿应监测有无胎儿宫内窘迫或生长受限等。

预防性抗生素：早产胎膜早破使用预防性抗生素是必要且有益的。常用抗生素为青霉素类、头孢类或红霉素类。美国妇产科医师协会推荐的有循证医学证据的有效抗生素，主要为氨苄青霉素联合红霉素静脉滴注 48h，其后改为口服阿莫西林联合肠溶红霉素连续 5d。具体用量为，氨苄青霉素 2g+红霉素 250mg，每 6 小时一次，静脉点滴 48h，阿莫西林 250mg 联合肠溶红霉素 333mg 每 8 小时 1 次口服，连续 5d。青霉素过敏的孕妇可单独口服红霉素 10d。

应避免使用氨苄青霉素+克拉维酸钾类抗生素。

糖皮质激素：妊娠 34 周前或 $34\sim34^{+6}$ 周合并妊娠期糖尿病的胎膜早破，如患者无感染征象，应用糖皮质激素的益处是肯定的。常用方法为肌内注射地塞米松 6mg bid。妊娠 26 周前的胎膜早破使用糖皮质激素的益处尚不明确。

宫缩抑制剂的使用：妊娠 34 周前宫缩抑制剂使用目的主要是延长孕周 ≥48 小时完成促胎肺成熟治疗，其次为完成胎儿宫内转运。

未足月胎膜早破分娩方式的选择：分娩方式的选择要根据孕周、新生儿的存活可能、孕妇合并症情况与孕妇本人及家属充分沟通后选择。有剖宫产史者一般选择剖宫产，但一般在估计早产儿可存活的基础上进行。

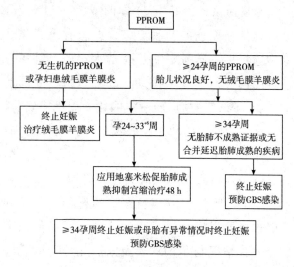

图 1　PPROM 处理流程

注：PPROM：未足月胎膜早破（preterm premature rupture of membrane）；GBS：B 族溶血性链球菌（group B *streptococcus*）

（付晨薇）

◆ 死　　胎

死胎对于孕妇和医生都是痛苦的，寻找死胎的原因，安全的引产和必要的心理护理是重点。

1. **定义**：妊娠 20 周后胎儿在子宫内死亡为死胎。

2. **病因**

- 脐带和胎盘因素：脐带、胎盘任何一部分病变均会影响胎儿的生存，如脐带真结、脐带绕颈、胎盘出血等

- 母体因素：死胎中有 1/3 的病例是母体因素造成的。最常见的原因有产前出血、严重的妊娠期并发症，如高血压、糖尿病、多胎妊娠、免疫疾病等

- 胎儿因素：包括染色体畸形、胎儿非染色体畸形、胎儿水肿、胎儿感染、胎儿产时窒

息等

3. **诊断**：胎儿死亡后，孕妇自觉胎动停止，子宫停止增长，检查时听不到胎心，子宫比孕周小，可考虑为死胎，B 超可证实。注意胎死宫内>4 周可增加 DIC 发生概率。

4. **病因检查**

- **分娩前**
  - ✓ 胎儿血红细胞外周涂片检查（Kleihauer-betke 试验）
  - ✓ 宫颈分泌物培养
  - ✓ 尿液病毒分离/培养
  - ✓ 母血病毒分离，弓形虫等检查
  - ✓ 间接抗球蛋白试验（indirect coombs）
  - ✓ 空腹血糖或糖化血红蛋白
  - ✓ 抗心磷脂抗体，抗原抗体
  - ✓ 狼疮抗凝体（lupus anticoagulant）
  - ✓ 血常规
  - ✓ 若死亡时间超过 4 周，每周进行纤维蛋白原及血小板测定直至分娩
  - ✓ 羊水穿刺：行染色体核型分析、病毒及需氧、厌氧菌培养，如细小病毒 B19，李斯特菌等

- 分娩后
  - ✓ 母亲：评估凝血功能（血小板、APTT、纤维蛋白原）
  - ✓ 胎盘

    认真检查胎盘、胎膜和脐带
    - ＊ 胎儿面和母面细菌培养
    - ＊ 胎盘组织行病毒分离及行染色体核型分析及微阵列分析
    - ＊ 胎盘组织病理学检查，如轮廓状胎盘、胎盘早剥、脐带附着异常和胎盘大小异常
    - ＊ 脐血培养
  - ✓ 胎儿

    胎儿外观、大小、体重
    - ＊ 咽喉部、外耳部、肛门行细菌培养
    - ＊ 胎儿尸检，必要时行 X 线检查

5. **治疗**：引产的方法包括米索前列醇、羊膜腔内注射依沙吖啶及缩宫素静脉滴注等。应根据孕周、子宫有无瘢痕，结合孕妇意愿并在知情同意下选择。妊娠 28 周以前有剖宫产史者，应制定个体化引产方案，28 周以后引产应按照产

科指南进行。引产后应给予产妇退奶治疗和相应的心理治疗。

- 直接引产
  - ✓ 羊膜腔内注射药物引产：常用依沙吖啶，肝肾功能不全者禁用
  - ✓ 口服己烯雌酚 3~5 天，然后用缩宫素引产
  - ✓ 米非司酮配伍前列腺素引产
- 间接引产：死胎>4 周，应检查凝血功能，若纤维蛋白原<1.5g/L，血小板<$100×10^9$/L，应给予肝素治疗，剂量为 0.5mg/kg，每 6 小时给药 1 次，24~48 小时后再引产。术前备新鲜血，防止出血和感染

  多胎妊娠中一胎死亡的处理方法：在多胎妊娠中，由于一胎死亡，存活胎儿的多个器官因血栓形成或低灌位置而使死亡概率增加，尤其是脑部损伤。新生儿的存活取决于孕周和胎儿的体重，在 28 周之后分娩，若产前用类固醇激素，产后用肺表面活性剂新生儿预后较好。如果明确是单卵双胎，且孕周≥28 周，可尽快终止妊娠。如果<28 周，则须考虑多种因素，如胎儿体重、肺成熟度、存活概率、孕妇及家属的态度等，然后再做

决定。一般 28 周之前娩出的新生儿病死率高

6. 预后： 胎儿死亡后可以变成浸软胎、压扁胎、纸样胎，若胎儿死亡>4 周仍未排出，可发生 DIC，导致难以控制的大出血。

（付晨薇）

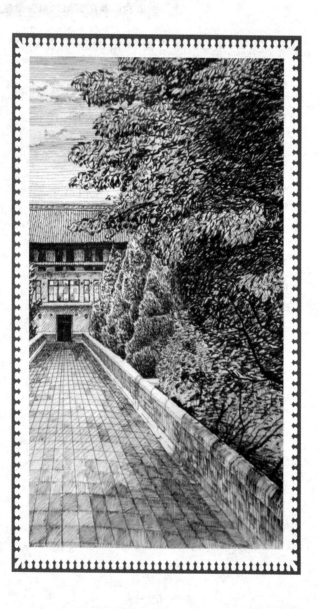

常见的中晚期
妊娠合并症

◆ 妊娠合并先天性心脏病

间隔缺损

- 轻度的房间隔缺损（ASD）或单发室间隔缺损（VSD）的年轻妇女可以很好地耐受妊娠

- ASD 是最常见的成人先天性心脏病，如不合并肺动脉高压，患者的一般工作生活通常不受影响

- ASD 的并发症很少出现在生育年龄的妊娠期

- 妊娠期应行胎儿超声心动图检查

- VSD 患者在产程中应给予预防性抗生素

动脉导管未闭（PDA）

- PDA 患者一般能很好地耐受妊娠，除非其发展为肺动脉高压

- PDA 会引起循环容量增加、左心衰、肺动脉高压，且在妊娠期通常会加重

- 有较大的 PDA、或有合并症的 PDA，不建议

妊娠

- 如仅有少到中度的分流，或肺动脉压正常，PDA 一般不增加母体心脏并发症的发生风险
- 产程中应予预防性抗生素

法洛四联症

- 包括右室流出道梗阻、室间隔缺损、右室肥厚、主动脉骑跨，最终导致右向左分流和发绀
- 如上述缺损不纠正，妊娠后，心衰发生率为 40%，应对患者严密观察，及早发现心衰
- 分娩和产后会导致右向左分流增加，应严密监测心脏

艾森曼格综合征 (Eisenmenger syndrome)

- 原发的左向右分流引起肺动脉闭塞和肺动脉高压后，最终导致右向左分流
- 妊娠患者如出现发绀，则病死率高达 50%，胎儿病死率>50%
- 30%的胎儿出现 FGR
- 发现妊娠，应立即建议其终止
- 如继续妊娠，妊娠期应严密监护
- 产后死亡多发生在产后 1 周内

急重症处理

- 下病危医嘱，启动团队抢救模式

- 监测心电、血压、血氧

- 向上级医生汇报

- 向患者家属交代病情

- 组织全院会诊：麻醉科、心内科、ICU、儿科、急诊科、妇产科

（戚庆炜）

◆ 围生期心肌病

1. 概述

- 是在妊娠晚期或产后 6 个月内发生的不明原因的扩张性心肌病
- 发病率为 1/1300~1/15000
- 患者既往无心肌病史
- 幸存者中约 50% 左室功能可恢复正常，另外 50% 终生患有心肌病
- 病死率高达 25%~50%
- 病因不明，危险因素包括高龄、感染、多产、多胎妊娠、营养不良

2. 临床表现

- 无任何原因的心悸、气短、呼吸困难，甚至端坐呼吸
- 常伴有心律失常，以室性心律失常、室内阻滞及心房纤颤多见，易发生猝死

- 体循环发生血栓概率大
- 25%~42%的患者因心腔内附壁血栓脱落导致肺循环或体循环的栓塞，以前者多见。典型症状为突发胸痛，咳暗红色血痰
- 体征：心界多向左下扩大，静息时心率常>100次/分，心音低钝，多个瓣膜区有收缩期杂音
- 心电图缺乏特异性表现，可出现传导阻滞、心律失常、低电压、ST-T改变、病理性Q波
- X线胸片：肺淤血、心影普遍增大而张力较低，是本病的特征性改变。如并发肺栓塞，则可见栓塞影，可伴有肺间质或实质的水肿
- 超声心动图提示有明确存在的左室收缩功能障碍

3. 诊断

- 在妊娠晚期或产后6个月内发病
- 排除其他导致心衰的原因，包括甲亢、贫血、病毒性心肌炎、风湿性心脏病等
- 妊娠前无器质性心脏病史
- 结合心电图、X线胸片、超声心动图等检查符合扩张心肌病的诊断标准

4. 治疗

- 限制活动、限盐

- 积极处理急性左心衰：原则是减少肺循环量及回心血量、改善肺部气体交换、增加心肌收缩力、减轻心脏前后负荷

- 积极预防心衰：防治影响心功能的因素，如贫血、感染，加强妊娠期管理，及早发现早期心衰，并住院治疗，提前入院待产

- 用药原则：以对症治疗为主，急性期或重症患者应争取尽快控制病情，考虑静脉给药途径，如去乙酰毛花苷（西地兰）、呋塞米、硝普钠等，慢性期或轻症患者以口服给药为主

- 每月评估 1 次病情，如心脏病变较轻、心功能 Ⅰ～Ⅱ级、无心衰史及其他并发症，可考虑继续妊娠

- 如心脏病变较重、心功能 ≥ Ⅲ级，有心衰史或并发症，如肺动脉高压、严重心律失常，经积极内科治疗症状仍无明显好转，应考虑终止妊娠

- 原则上应先控制心衰，放宽剖宫产指征

- 产后应用广谱抗生素预防感染，产后不能哺

乳，不宜口服避孕药

- 不可再次妊娠，应采用工具避孕或行绝育术，一旦发现妊娠，应尽早行人工流产

5. 急诊处理

- 下病危医嘱，启动团队抢救模式
- 心电、血压、血氧监测
- 向上级医生汇报
- 向患者家属交代病情
- 组织全院会诊：麻醉科、心内科、ICU、儿科、急诊科、妇产科

（戚庆炜）

◆ 妊娠期急性脂肪肝

妊娠期急性脂肪肝（acute fatty liver of pregnancy，AFLP）是妊娠晚期特有的致命性少见疾病，其病因不明，临床以起病急骤、隐匿、病情变化迅速为特点，可发生在妊娠 28～40 周，多见于妊娠 35 周左右的初产妇，妊娠期高血压疾病、双胎及男胎较易发生。临床表现与暴发性肝炎相似。

1. 临床表现

- 起病较为隐匿，初期仅有轻度恶心、呕吐、乏力、上腹痛或头痛
- 数日到 1 周后出现黄疸，且进行性加重，通常不伴皮肤瘙痒
- 孕妇常有高血压、蛋白尿、水肿，常易与子痫前期混淆
- 进而出现凝血功能障碍，皮肤淤点、淤斑、

牙龈出血、消化道出血等

- 病情进展迅速，很快出现低血糖、意识障碍、精神症状，甚至肝性脑病、少尿、无尿和肾衰竭，常于短期内死亡

2. **实验室检查**

- 血常规：白细胞计数轻到中度增加，血小板减少
- 肝功能
  - ✓ 胆红素：血清总胆红素中到重度升高，以直接胆红素为主，一般不超过 $200\mu mol/L$
  - ✓ ALT：轻到中度升高，一般不超过 $300U/L$，有酶-疸分离现象
  - ✓ 碱性磷酸酶升高
  - ✓ 白蛋白降低
  - ✓ 血糖显著降低，一般会降至正常值的 $1/3\sim1/2$，是 AFLP 的一个显著特征
- 凝血酶原时间和部分凝血活酶时间均延长，纤维蛋白原降低
- 肾功能：尿酸、肌酐和尿素氮均升高，尤其是尿酸的升高有时可在 AFLP 临床发作前即出现，是提示肾功能受损的早期指标
- 尿常规：尿蛋白阳性，但尿胆红素阴性

3. **诊断**：AFLP 易发生于妊娠晚期，初产妇、妊娠期高血压疾病、多胎妊娠是 AFLP 的高危因素。一半以上的 AFLP 伴有妊娠期高血压疾病。诊断除根据病史和临床特点之外，可参考实验室检查和超声检查，确诊依赖于组织学检查。

4. **鉴别诊断**

- 急性重症病毒性肝炎：肝脏功能衰竭是急性重症病毒性肝炎的主要表现，临床上与 AFLP 极为相似。但急性重症病毒性肝炎的肝炎病毒指标为阳性，转氨酶极度升高，往往>1000U/L，血尿酸升高不明显，白细胞计数正常，肾功能异常也出现较晚

- 妊娠期肝内胆汁淤积症：主要表现为皮肤瘙痒、转氨酶升高、黄疸、胆汁酸升高，而 AFLP 则无瘙痒和胆汁酸升高的表现

- 子痫前期肝损害和 HELLP 综合征：AFLP 有恶心、呕吐、高血压、蛋白尿、水肿等类似于子痫前期的表现，同时重度子痫前期也可出现肝功能、肾功能和凝血功能障碍，当进一步发展出现 HELLP 综合征时，其临床表现与 AFLP 极为相似。两者之间的鉴别要点

是子痫前期和 HELLP 综合征极少出现低血糖和高血氨，也很少出现肝脏功能衰竭和肝性脑病，不仅是重要的鉴别要点，而且也是 AFLP 病情严重程度的标志，预示肝衰竭和预后不良

5. 治疗

- AFLP 一旦确诊或高度怀疑，无论病情轻重、病情早晚，均应尽快终止妊娠，并给予最大限度的支持治疗是本病的处理原则

- 处理时间的早晚与本病的预后密切相关，保守治疗母胎病死率极高

- 治疗要点

  ✓ 医嘱：病重

  ✓ 完善各项化验和检查，包括血常规、尿常规、肝肾功能全项、凝血（DIC 相关检查）、血型、Rh 因子、感染指标；肝脏超声、胎儿超声；胎心监护

  ✓ 向上级医生汇报病情

  ✓ 申请由医务处组织的全院会诊，参加科室包括消化内科、儿科、麻醉科、ICU、急诊科

  ✓ 向家属交代病情

✓ 尽快完善术前准备

✓ 尽快终止妊娠，分娩方式根据产科具体情况决定

（戚庆炜）

◆ 妊娠期急性胰腺炎

1. **概述**: 急性胰腺炎（acute pancreatitis，AP）是指多种病因导致的胰腺消化酶被激活后引起其自身以及周围脏器的消化、水肿、出血、甚至坏死的化学炎症性疾病。急性胰腺炎是妊娠期非常罕见和严重的并发症，其发生率很难估计，占妊娠者的 1/3000～1/10000。

2. **病因**

- 胆管疾病，包括胆结石、胆管感染、胆管蛔虫症，是我国最常见的致病原因

- 酗酒和暴饮暴食

- 内分泌与代谢障碍：高脂血症、高钙血症

- 导致胰管阻塞的原因：手术并发症、创伤、十二指肠憩室、肠炎

- 其他：感染、药物

- 特发性胰腺炎（病因不明）

3. **分类**：按病情轻重可分为两类，有无器官功能障碍和局部并发症是分类的关键。

- 轻症急性胰腺炎（MAP）：预后较好
- 重症急性胰腺炎（SAP）：预后差，病死率高

4. **临床表现**

- 妊娠合并急性胰腺炎的临床表现与非妊娠期相同
- 可以发生在妊娠的任何一个阶段，但以妊娠晚期和产褥期更加常见

5. **症状**

- 突然发作、强烈、持续性的上腹痛，向侧腹和肩背部放射，并伴有腹部压痛，是首要表现和主要症状
- 70%～90%的患者出现恶心、呕吐
- 腹胀、麻痹性肠梗阻
- 黄疸：20%的患者在起病后 1～2 天出现，黄疸越重，预后越差
- 可出现轻度发热，一般持续 3～5 天
- 水、电解质和酸碱平衡紊乱
- 低血压或休克
- 手足抽搐：是低钙血症所致，血钙

<1. 75mmol/L，提示病情严重，预后差

6. 体征

- MAP：仅有中上腹轻压痛

- SAP

  ✓ 上腹广泛压痛

  ✓ 腹膜刺激征显著

  ✓ 可出现移动性浊音

  ✓ 肠鸣音减弱或消失

  MAP可以导致腹腔内出血，血液渗透到腹膜后组织可导致双侧或单侧腰部皮肤出现蓝-绿-棕色的大片不规则淤斑（Turner sign），或者脐周皮肤发绀、两侧胁腹皮肤灰蓝色（Cullen sign），提示腹腔内大出血

7. 局部并发症

- 胰腺脓肿：是胰腺及胰周坏死继发感染所致，一般在SAP起病后2~3周，出现高热、腹痛、上腹部肿块、全身中毒症状

- 假性囊肿：是胰液和液化坏死的组织在胰腺内或其周围包裹所致，一般在SAP起病后3~4周出现，多位于胰体部，大小从数毫米到几十厘米不等，可压迫邻近组织引起相应症状

- 其他全身并发症：主要见于 SAP，如急性肾衰竭、ARDS、心力衰竭、消化道出血、DIC、肺炎、败血症、高糖血症
- 可能诱发宫缩导致流产或早产，胎儿可发生宫内窘迫或胎死宫内

8. **诊断**

- 有上述临床表现要考虑急性胰腺炎的可能性
- 实验室检查
  - ✓ 白细胞计数可轻度增多
  - ✓ 淀粉酶升高提示胰腺炎的可能，但也可见于其他疾病，如胆囊炎。血清淀粉酶浓度升高 3 倍以上通常提示胰腺炎
  - ✓ 血脂肪酶升高
  - ✓ CRP 明显升高
  - ✓ 低钙血症
  - ✓ 低镁血症
- 影像学检查
  - ✓ 超声检查有无胰腺的钙化、肿胀、假囊形成
  - ✓ 拍腹 X 线平片明确有无肠梗阻征象
  - ✓ CT 检查是明确疾病严重程度和范围的最佳手段

✓ 如拟行放射学检查，应向患者及家属交代有关风险，并与放射科积极沟通，获取知情同意之后方可实施

9. 处理

- 妊娠合并急性胰腺炎处理原则同非妊娠期，但要注意加强对胎儿的监护，谨慎选择用药，考虑放射检查对胎儿的影响，注意孕妇的体位以防止对下腔静脉的压迫

- 完善各项化验和检查：包括血常规、尿常规、肝肾功能全项、凝血（DIC 相关检查）、血型、Rh 因子、感染指标；肝胆胰脾超声、胎儿超声；胎心监护

10. MAP 治疗要点

- 向家属交代病情
- 向上级医生汇报
- 请内科会诊
- 禁食水、胃肠减压
- 静脉输液，补充血容量，维持水、电解质和酸碱平衡
- 解痉、镇痛（哌替啶），注意禁用吗啡以防引起 Oddi 括约肌痉挛
- 抗感染

- 抑酸（奥美拉唑）

11. SAP 治疗要点

- 下病重医嘱
- 向家属交代病情
- 向上级医生汇报
- 申请由医务处组织急诊科、消化内科、基本外科、儿科、ICU、麻醉科参加的全院会诊
- 禁食水、胃肠减压
- 记出入量，监测体温
- 解痉、镇痛（哌替啶），注意禁用吗啡以防引起 Oddi 括约肌痉挛
- 持续心电监护、吸氧
- 抗休克，纠正水、电解质及酸碱平衡紊乱
- 营养支持
- 抗感染治疗
- 抑制胰腺分泌（生长抑素及其类似物奥曲肽）

12. 手术治疗：原则上发病 14 天以内均不进行手术治疗，但出现以下情况时要考虑手术：

- 并发胰腺脓肿
- 大量渗出，出现压迫症状
- 伴有局部感染，病情进一步加重

- 胆石性胰腺炎合并胆管炎、梗阻性黄疸、胆管扩张、胰腺病变严重，可考虑内镜下括约肌切开

13. 产科处理

- 加强胎儿监护
- 积极预防流产或早产
- 应根据产科情况决定是否终止妊娠及其方式，急性胰腺炎不是终止妊娠的指征

（戚庆炜）

◆ 妊娠期糖尿病

妊娠合并糖尿病是妊娠期最常见的内科合并症之一，其发病率逐年上升。其包括糖尿病合并妊娠和妊娠期糖尿病（gestational diabetes mellitus，GDM），其中 GDM 占 80% ~ 90%。GDM 与巨大儿、大于胎龄儿、早产、剖宫产率增加及先兆子痫等不良结局的发生密切相关，因而增加了孕、产妇及围生儿的发病率和病死率。

1. **定义**：妊娠期糖尿病是指在妊娠期首次发生或发现的糖耐量低减或糖尿病。GDM 患者中可能包含了一部分妊娠前已有糖耐量减低或糖尿病，在妊娠期首次被诊断的患者。

2. **筛查与诊断**

- 妊娠早期或首次产检时的筛查和诊断

  有高度糖尿病风险的妊娠妇女：有妊娠糖尿

病史、巨大儿分娩史、肥胖、多囊卵巢综合征、糖尿病家族史、早期妊娠空腹尿糖阳性、无明显原因的多次自然流产史、胎儿畸形史及死胎史、新生儿呼吸窘迫综合征患儿分娩史者，应于妊娠早期/首次产检进行 75g 口服葡萄糖耐量试验（OGTT），诊断标准与 2006 年 WHO 非妊娠人群糖尿病诊断标准一致，即空腹血糖 ≥ 7.0mmol/L，或 OGTT 2hPG ≥ 11.1mmol/L，或明显糖尿病症状时随机血糖 ≥ 11.1mmol/L，可诊断为妊娠期间的糖尿病（diabetes mellitus in pregnancy），即糖尿病合并妊娠

对于妊娠早期不满足非妊娠人群糖尿病诊断标准但达到妊娠期糖尿病诊断标准者，可诊断妊娠期糖尿病。诊断标准为我国卫生部 2011 年发布的行业标准

2011 年妊娠期糖尿病诊断行业标准

75g 口服葡萄糖耐量试验（OGTT）	血糖（mmol/L）
FPG	≥5.1
1hPG	≥10.0
2hPG	≥8.5

注：1 个或 1 个以上时间点达到上述诊断标准可确定诊断

- 妊娠 24～28 周的筛查和诊断：对于所有未在妊娠早期诊断妊娠合并糖尿病或妊娠期糖尿病的孕妇，应在妊娠 24～28 周进行 50g 葡萄糖负荷试验（glucose challenge test，GCT）。50g GCT 1hPG ≥7.8mmol/L 者进一步行 75g 口服葡萄糖耐量试验，诊断标准为上述妊娠期糖尿病诊断标准。50gGCT 1hPG ≥10.6mmol/L 者，应监测血糖谱，排除糖尿病后再行 75g 口服葡萄糖耐量试验

3. 处理

- 应尽早对妊娠期间糖尿病进行诊断，确诊后应尽早按照妊娠期糖尿病诊疗常规进行处理
- 根据孕妇的文化背景进行针对妊娠妇女的糖尿病教育

- 妊娠期间的饮食控制：确诊后转营养科进行营养治疗咨询，要求既能保证孕妇和胎儿的能量需要，不发生饥饿性酮症，又能维持血糖在正常范围。应进行少量多餐，每日分5~6餐

- 妊娠期间的运动：推荐每周2~3次，每次运动时间在1小时之内，母亲心率在110~135次/分，运动方式可以选择步行、游泳、体操、瑜伽，避免仰卧位的运动

- 进行血糖的自我监测：确诊后转至内分泌科进行血糖监测，应监测空腹及三餐后2小时血糖，每周至少监测2~3天，血糖控制不达标者增加监测频率。血糖的控制目标是空腹、餐前或睡前血糖3.3~5.3mmol/L，餐后 $2hPG \leqslant 6.7mmol/L$；糖化血红蛋白（HbA1c）应尽可能控制在6.0%以下；糖化白蛋白（GA）应尽可能控制在14%以下

- 饮食及运动治疗不能达标者，使用胰岛素治疗，尽量避免使用口服降糖药

- 尿酮体的监测：尿酮体阳性时应检查血糖，如血糖正常，考虑饥饿性酮症，及时增加食物摄入。若出现酮症酸中毒，按酮症酸中毒

原则处理

- 加强胎儿发育情况的监护，常规超声检查了解胎儿发育情况

- 分娩方式：糖尿病不是剖宫产指征，无特殊情况可经阴道分娩。但如合并其他高危因素，应进行选择性剖宫产或放宽剖宫产指征

- 分娩时和产后加强产妇和新生儿的血糖监测，原则上分娩时间尽量不超过预产期

4. **分娩后糖尿病管理**：妊娠期糖尿病患者如产前使用胰岛素，多数分娩后可停用胰岛素，避免低血糖。妊娠期糖尿病患者应在分娩后6~12周于内分泌科行75g口服葡萄糖耐量试验，重新评估糖代谢情况，并进行终生随访。

（陈　伟　马良坤）

◆ 糖尿病合并妊娠

1. **定义**：通常的定义是在糖尿病诊断之后妊娠者为糖尿病合并妊娠。某些妊娠期间的糖尿病孕妇其实在妊娠之前就已经患有糖尿病，只是未发现。

2013 年 WHO 发表了《妊娠期新诊断的高血糖诊断标准和分类》，将妊娠期间发现的高血糖分为 2 类，即妊娠期间的糖尿病（diabetes mellitus in pregnancy）和妊娠期糖尿病（gestational diabetes mellitus）。

妊娠期间的糖尿病是指在妊娠早、中期发现并诊断的糖尿病，诊断标准与 2006 年 WHO 的非妊娠人群糖尿病诊断标准一致，即空腹血糖 ≥ 7.0mmol/L，或 OGTT 2 小时血糖 ≥ 11.1mmol/L，或明显糖尿病症状时随机血糖 ≥ 11.1mmol/L。

妊娠期糖尿病是指在妊娠 24~28 周进行糖筛检查后确诊的糖尿病。对于妊娠期间的糖尿病应尽早诊断，确诊后应尽早按照糖尿病合并妊娠的诊疗常规进行管理，1~2 周到内分泌科就诊 1 次。

2. 主要危害

- 原有的糖尿病并发症加重
- 新生儿畸形
- 巨大儿
- 新生儿低血糖
- 胎儿宫内发育不良
- 妊娠期高血压疾病

3. **妊娠前准备**：因糖尿病妇女妊娠后可出现原有的并发症加重，血糖波动大、治疗方案调整等情况，故提倡患有糖尿病的育龄期妇女尽量做到计划妊娠。包括：

- 全面检查，包括血压、心电图、眼底、肾功能以及 HbA1C
- 停用口服降糖药物，改用胰岛素控制血糖
- 严格控制血糖，加强血糖监测。餐前血糖控制在 3.9~6.5mmol/L，餐后血糖 <8.5mmol/L，HbA1C 控制在 7.0% 以下（胰岛素治疗者），在

避免低血糖的情况下尽量控制在 6.5%以下

- 严格将血压控制在 130/80mmHg 以下。停用 ACEI 类和 ARB 类降压药物，改为甲基多巴或钙离子通道阻滞剂

- 停用他汀类及贝特类调脂药物

- 加强糖尿病教育

- 戒烟

4. 孕期血糖控制管理

- 对于首次建档的孕妇，如存在 2 型糖尿病的高危因素，包括年龄 ≥40 岁、以往妊娠糖尿病史、多囊卵巢综合征患者、既往诊断为糖调节受损史、超重（24 ≤ BMI <28kg/m^2）或肥胖（BMI ≥28kg/m^2）者、一级亲属中有 2 型糖尿病者等，应行 OGTT 检查或建议其内分泌科就诊

- 控制目标：空腹、餐前、或睡前血糖 3.3 ~ 5.3mmol/L，餐后 1 小时血糖 ≤7.8mmol/L；餐后 2 小时血糖 ≤6.7mmol/L；HbA1C 尽可能控制在 6.0%以下

- 饮食控制：尽可能实行少量多餐制，每日分 5~6 餐。建议定期到营养科随诊

- 运动治疗：因人而异，量力而行，但必不可少

- 降糖药物治疗：首选胰岛素治疗，如妊娠后血糖不达标，尽早开始胰岛素强化治疗

5. **妊娠期并发症管理**

- 严格控制血压，应控制血压<130/80mmHg。每次就诊应测量血压

- 每3个月查肾功能、眼底和血脂

- 一旦发现原有的肾脏和视网膜并发症加重，应及时与孕妇沟通，加强血糖和血压控制，必要时需采取措施停止妊娠

6. **产后随诊**：所有患者均应在产后进行血糖监测，内分泌随诊。

（许龄翎　马良坤）

◆ 妊娠合并甲状腺功能亢进

　　甲状腺功能亢进是一种常见的内分泌疾病，妊娠合并甲状腺功能亢进的发生率约为 0.1%，甲亢女性需要进行妊娠前咨询，妊娠期和产后良好的管理。

1. **定义**：甲亢是指血循环中甲状腺激素过多，引起以神经、循环、消化等系统兴奋性增高和代谢亢进为主要表现的一组临床综合征，引起甲亢的病因中以 Graves 病最为常见，为自身免疫疾病，占 85% 左右。

2. **临床表现**

- 临床表现：怕热、多汗、心悸、易饥多食、手细颤、眼睑水肿、眼球突出。查体甲状腺肿大，可有单纯性或浸润性突眼

- 实验室检查：血清 TSH < 0.1 mU/L，血清游离 T_4（FT_4）和游离 T_3（FT_3）水平增

加。TSH 受体抗体（TRAb）阳性说明甲亢病因是 Graves 病，可以通过胎盘导致新生儿甲状腺功能亢进，所以对新生儿甲亢有预测作用

- 妊娠一过性甲状腺功能亢进（妊娠相关甲状腺功能亢进）：妊娠期胎盘分泌大量 hCG 刺激甲状腺分泌甲状腺激素增多，出现甲状腺功能亢进，临床可有剧烈恶心、呕吐，体重下降，严重时可出现脱水和酮症，无自身免疫性甲状腺疾病史和体征，TRAb 及 TPOAb 阴性，甲功改变多为暂时性，以对症治疗为主，多不需使用药物治疗

3. **处理：**一般治疗包括注意休息，补充足够热量和营养，包括糖、蛋白质和 B 族维生素。

4. **妊娠前咨询：**内分泌科进行咨询和评估，调整药物。

- 注意避免诱发因素（如高热、腹泻、睡眠不足、精神压力）

- 最理想的情况是甲亢治愈后再妊娠，也可以经过 1~2 年的规律治疗，用最小剂量的抗甲状腺药物［ATD，甲巯咪唑（他巴唑）MMI 5mg/d 或丙嘧 PTU 50mg/d］维持半年

以上，或者在手术或放射碘（^{131}I）治疗甲状腺功能亢进后半年到一年，甲状腺功能正常高限范围

- ^{131}I 治疗后一定要避孕半年再妊娠
- 要特别注意纠正甲亢治疗后继发的甲状腺功能减退

5. **妊娠期处理**

- 在妊娠期，甲状腺功能亢进会增加妊娠剧吐、流产、早产、贫血、妊娠期高血压疾病、胎盘早剥、甲亢危象以及胎儿流产、早产、生长发育迟缓的可能性，所以妊娠早期要向患者交代发生妊娠期并发症的风险，强调定期服药

- ATD 对胎儿有致畸的作用，丙嘧致畸作用较甲巯咪唑（他巴唑）少，而且相对不容易通过胎盘与乳房上皮细胞进入乳汁。妊娠早期选用丙嘧，妊娠中晚期可继续应用或者换用甲巯咪唑（他巴唑）

- 甲亢孕妇应尽可能减少 ATD 的剂量，如有可能尽早停用，也应尽量避免使用 β 受体阻滞剂

- 孕妇甲状腺功能异常情况下，应该每 2～4

周测定 FT_4 和 TSH，孕妇甲功正常后，可延长为每 4~6 周测定 FT_4 和 TSH

6. 分娩期处理

- 单纯甲状腺功能亢进不是剖宫产指征，只要甲亢病情不严重，没有心脏明显扩张，没有心功能不全就可以尝试阴道分娩，注意给予吸氧、补充能量等处理

- 甲亢产妇如果病情严重，心脏扩大，心脏功能不能承受阴道分娩时应考虑剖宫产分娩

- 如分娩过程出现头盆不称、胎位异常及胎儿窘迫等情况，应及时改行剖宫产术，以免产程延长产妇过度疲劳，导致分娩时心脏功能异常

- 一般宫缩较强，胎儿偏小，产程相对较短，新生儿窒息率较高，应做好新生儿抢救准备

- 行脐带血采样查甲状腺功能及 TRAb，以辅助确定胎儿是否有甲亢或甲减

7. 产后处理

- 哺乳的甲状腺功能亢进母亲服用 PTU < 20~30mg/d 或 MMI<300mg/d 对婴儿安全，对婴儿的甲状腺功能没有影响。需注意母亲应在哺乳完毕后立即服用 PTU，间隔 3~4

小时再行下次哺乳，服药期间必要时可以监测婴儿的甲状腺功能

- 产前 TRAb 很高的甲亢产妇，出生时及生后 7~10 天需对婴儿甲状腺功能进行检查，以免遗漏晚发性新生儿甲亢的诊断及处理

（马良坤）

◆ 甲状腺功能亢进危象

1. **表现**：为所有甲亢症状的急骤加重和恶化。

2. **常见诱因**：有感染、手术、创伤、精神刺激等。

3. **诊断**：主要靠临床表现综合判断。临床高度疑似及有危象征兆者应按甲亢危象处理。甲亢危象的临床表现有：

- 高热>39℃，皮肤潮红、大汗淋漓
- 心动过速，心率与体温不成比例，可达≥160 次/分，严重时心律失常（室性期前收缩、室上性心动过速）、心力衰竭
- 血压不升高，脉压大，血压下降
- 烦躁不安、嗜睡，甚至昏迷
- 食欲缺乏、恶心、呕吐、腹泻、腹痛、体重下降
- 严重时肝功异常，黄疸，脱水，酸中毒，电

解质紊乱

4. 甲亢危象的处理

- 病情严重时根据病史、临床表现做诊断并及时处理，不必等待甲功检查结果

- 去除诱因：如感染引起，用抗生素治疗原发病

- 产科处理：如胎死宫内，积极处理危象，症状控制后引产

- 对症治疗：物理降温，如酒精擦浴、口服NSAIDs、静脉补液，纠正电解质紊乱，注意保证足够热量及液体补充，每日补充液体3000~6000ml

- 丙硫氧嘧啶：首次口服或经胃管给入600mg，以后 200 mg，每 8 小时 1 次，每日维持量 600mg

- 碘溶液：使用 PTU 后 1 小时，口服饱和碘化钾溶液，5 滴/次，q6h，或碘化钠 1.0g 溶于 500ml 液体中静脉滴注，第一个 24 小时可用 1~3g

- β受体阻滞剂：降低心率，普萘洛尔（心得安）口服 20~30mg，q6h；或紧急时可静脉注射，单次 1~2mg

- 类固醇药物: 肌注地塞米松 2mg, q6h 或静脉氢化可的松 50~100mg, 每 6~8 小时静脉滴注 1 次, 阻止 T_4 向 T_3 的转化, 防止急性肾上腺功能不全, 促进胎肺成熟

（马良坤）

◆ 妊娠合并特发性免疫性血小板减少症

特发性免疫性血小板减少症（idiopathic thrombocytopenic purpura，ITP）是妊娠期常见的自身免疫性并发症，可导致严重的出血、自然流产、胎死宫内或新生儿颅内出血，其围生期处理十分棘手。

1. **定义**：特发性免疫性血小板减少症是一种获得性免疫性血小板破坏增多导致血小板减少的出血性疾病。主要发病机制是体液和细胞免疫介导的血小板过度破坏，体液和细胞免疫介导的巨核细胞数量和质量异常、血小板生成不足。

2. **临床表现**：血小板明显减少导致表浅皮肤及黏膜出血，如鼻出血、皮肤瘀点、瘀斑、紫癜、口腔血疱、结膜出血及视网膜出血等，严重情况下可能出现内脏出血，甚至脑出血危及生命。患者也可能无明显症状。血小板抗体通过胎盘可能引起胎儿或新生儿血小板减少。孕妇早产、1 分钟 Apgar 评分低以及新生儿被动免疫性血小板减少症（passive immunity thrombocytopenia，PIT）的发生率高。

3. 诊断

- ITP 没有明确的症状、体征或诊断性试验，依靠排除法诊断
- 多次化验血小板计数减少
- 脾脏不增大或轻度增大
- 骨髓检查：巨核细胞数增多或正常、有成熟障碍，血小板减少
- 排除假性血小板减少和其他继发性血小板减少症
- 正常妊娠孕妇发生轻、中度的血小板减少很常见，绝大部分为妊娠期血小板减少症，属于自限性疾病，母婴均无明显的出血风险，分娩后血小板恢复正常

4. 处理

- 限制活动、避免外伤

- 血小板计数>20×10^9/L 的无症状正常妊娠孕妇直到分娩前不需要治疗
- 糖皮质激素：泼尼松 1mg/（kg·d），有效率较高，但需仔细监测，如高血压、糖尿病、骨质疏松症、体重过度增加和精神病等不良反应
- 静脉注射免疫球蛋白（intravenous immune globulin，IVIG）：400mg/（kg·d），连续 3~5 天，适用于血小板<10×10^9/L 或有出血倾向需快速增加血小板计数的患者，或分娩前应用快速升高血小板
- 输注单采血小板
  - ✓ 适用于血小板<10×10^9/L 或有出血倾向者
  - ✓ 分娩前输注血小板减少出血风险：正常的阴道分娩血小板计数>50×10^9/L
  - ✓ 剖宫产术血小板计数>50×10^9/L
  - ✓ 硬膜外麻醉要求 PLT>80×10^9/L
  - ✓ 因反复输注血小板产生血小板抗体导致血小板无效输注，故妊娠期间不能依赖血小板输注，应严格掌握输注指征
- 分娩方式根据产科指征决定
- 新生儿监测血小板计数至产后 2~5 天血小

板最低之后，血小板$<20×10^9/L$或出血应予 IVIG 1g/kg 和输注血小板

（陈　苗　马良坤）

◆ 妊娠合并再生障碍性贫血

妊娠合并再生障碍性贫血是一种罕见且严重的疾病，患者重度贫血、血小板减少和易于继发感染，危及母婴生命。

1. **定义**：再生障碍性贫血系多种病因引起的以骨髓造血组织显著减少为特点的造血功能衰竭，常见病因主要为病毒感染、化学因素、物理因素及不明原因等，妊娠是否再障的病因之一目前尚无统一观点。妊娠合并再生障碍性贫血是指既往无贫血史，仅在妊娠期发生的再生障碍性贫血。但因为再障和妊娠可互相产生不利影响，部分患者可能是妊娠加重再障病情而显现。

2. **临床表现**：患者主要表现为全血细胞减少，妊娠期由于生理性血容量增加，全血下降更为明显。严重贫血最突出，患者头晕、耳鸣、胸闷、气短、全身水肿，可能发生贫血性心脏病，甚至导致心衰。白细胞及血小板减少孕妇容易感染和出血。严重贫血胎儿易发生宫内缺氧，胎儿生长受限，早产及死胎。分娩问题较为棘手，产后大出血、感染是患者死亡的主要原因。

3. **诊断及分型**：可根据病史、临床表现和实验室检查作出初步诊断，但确诊仍需骨髓穿刺涂片活检检查。确诊后再进一步分为重型、极重型和普通型再障。

- 重型再生障碍性贫血（SAA）至少存在下述 3 条标准中的 2 条：①网织红细胞<1%，绝对值<15×10^9/L；②中性粒细胞绝对值<0.5×10^9/L；③血小板<20×10^9/L

- 极重型再生障碍性贫血（VSAA）：标准同重型再生障碍性贫血，但中性粒细胞<0.2×10^9/L

- 普通型再生障碍性贫血（non-SAA，CAA）：未达到以上重型或极重型再障标准

4. **处理**

- 生育年龄的再障患者应避孕，一旦妊娠应在妊娠早期行人工流产术

- 普通型再障妇女，若生育意愿强烈，血红蛋白>80g/L，可在积极支持治疗下继续妊娠。如病情加重，应及时终止妊娠
- 妊娠中晚期孕妇因引产的危险性与自然分娩相近，故应积极治疗，加强妊娠期监护，争取尽快改善病情，良好分娩
- 治疗：以支持治疗为主
  - ✓ 纠正贫血，少量多次输注新鲜血，使血红蛋白维持在80g/L以上
  - ✓ 预防感染，如有发热及时给予抗生素治疗
  - ✓ 有出血倾向或血小板<10×10^9/L，可输注单采血小板。分娩前将血小板提高到50×10^9/L以上。但妊娠期如无出血倾向不应过多输入血小板，避免体内血小板抗体增加，加速血小板破坏
- 再障的药物治疗：有环孢素、雄激素、糖皮质激素、中药、抗胸腺细胞/抗淋巴细胞免疫球蛋白（ATG/ALG）及异基因造血干细胞移植等
- 急性AA病情进展迅速，造血细胞严重减少者应终止妊娠，及时采用环孢素及ATG/ALG或异基因造血干细胞移植治疗挽救患者

生命

- 选择合适分娩方式：孕足月后，如无产科指征，尽量阴道分娩，减少手术产，最好实行计划分娩，在血源准备充分的情况下促分娩发动

（陈　苗　马良坤）

◆ 妊娠合并骨髓增生
异常综合征

骨髓增生异常综合征（myelodysplastic syndrome，MDS）多见于老年人和男性，妊娠合并 MDS 是妊娠期非常少见的一种内科并发症，处理困难，病死率高。

1. **定义**：骨髓增生异常综合征是一种造血干细胞克隆性疾病，以骨髓无效造血为特征，伴有不同程度的外周血细胞减少，有向急性白血病转化的危险。

2. **临床表现**：患者主要表现为全血细胞减少，以大细胞性贫血最为突出，血小板和白细胞显著减少使孕妇容易出血和感染。妊娠期症状加重，因贫血不易纠正，胎儿的生长发育亦受到影响而致流产、胎儿宫内发育迟缓和早产，胎儿病死率高。

3. **诊断**

- MDS 诊断依赖骨髓涂片、活检和染色体核型，并需除外其他导致全血细胞减少的疾病

- MDS 包括一组异质性很大的疾病，根据患者外周血和骨髓异常表现不同分型。常见难治性贫血（RA）、难治性血细胞减少伴多系发育异常（RCMD）、难治性贫血伴原始细胞增多（RAEB）

4. **处理**

- 患 MDS 的女性患者应避免妊娠，妊娠早期发病者应终止妊娠

- 根据患者血细胞减少程度、原始细胞比例及染色体改变综合判断患者转化为急性白血病的风险，进行危险度分层做出治疗决策

- 中低危患者如果妊娠意愿强烈，血细胞减少程度不严重，可通过少量多次输血，维持血红蛋白>80g/L，分娩前输注单采血小板减少出血风险，帮助顺利分娩。如果病情加重，需及时终止妊娠，给予造血生长因子、免疫抑制剂、雷利度胺或去甲基化治疗

- 高危患者因为转化为急性白血病风险较大，需尽快终止妊娠，开始化疗或异基因造血干细胞移植治疗

（陈　苗　马良坤）

◆ 妊娠合并系统性红斑狼疮

系统性红斑狼疮（systemic lupus erythemato-sus，SLE）是一种全身性的自身免疫性疾病，主要发病人群是处于生育年龄阶段的女性。有半数以上的 SLE 患者会出现病情复发或加重，危及胎儿及孕妇的安全。我国报道的母婴病死率高达 8.9%。

1. **SLE 患者的妊娠时机**：SLE 患者必须同时满足下述条件才可以考虑妊娠

- 病情不活动且保持稳定至少 6 个月
- 糖皮质激素的使用剂量为泼尼松 <15mg/d（或相当剂量）
- 24 小时尿蛋白排泄定量 <0.5g
- 无重要脏器损害
- 停用免疫抑制药物，如环磷酰胺、甲氨蝶呤、雷公藤等至少 6 个月

- 没有服用妊娠期间不允许服用的药物（见下文）。对于妊娠前一直服用羟基氯喹（HCQ）的患者建议妊娠期间继续使用

2. SLE 患者妊娠禁忌证

- 严重肺动脉高压（估测肺动脉收缩压 > 50mmHg，或出现肺动脉高压的临床症状）
- 重度限制性肺部病变（FVC<1L）
- 心力衰竭
- 慢性肾衰竭（Cr>248μmol/L）
- 既往有严重的子痫前期或即使经过阿司匹林和肝素治疗仍不能控制的 HELLP 综合征
- 过去 6 个月内出现脑卒中
- 过去 6 个月内有严重的狼疮病情活动

3. SLE 患者的分娩方式选择：整个妊娠期病情都稳定的患者，可以经阴道试产，但对于妊娠期间病情不稳定或出现产科并发症的患者，可以采取剖宫产。当出现以下情况时，应尽早终止妊娠：

- 妊娠前 3 个月即出现明显的 SLE 病情活动
- 孕妇 SLE 病情严重，危及母体安全时，无论妊娠期大小都应尽早终止妊娠
- 妊娠期检测发现胎盘功能低下，危及胎儿健

康，经产科与风湿科治疗后无好转者

- 出现以下并发症时
  - ✓ 重度妊娠高血压
  - ✓ 精神、神经异常
  - ✓ 脑血管意外
  - ✓ 弥漫性肺部疾病伴呼吸衰竭
  - ✓ 重度肺动脉高压
  - ✓ 24 小时尿蛋白排泄定量>3g

4. SLE 患者治疗性终止妊娠时糖皮质激素的使用：因 SLE 患者通常需长期服用糖皮质激素控制病情，需要治疗性终止妊娠的 SLE 患者在终止妊娠前后应调整糖皮质激素的使用剂量。目前国际上尚没有共识，故根据手术对患者的应激情况提出以下建议，仅供参考，一般需免疫科会诊决定使用方案。

- 人工流产手术患者于手术当日服用泼尼松 5mg 或相当剂量，或于手术前半小时静脉注射甲基泼尼松龙 5mg 或氢化可的松 25mg
- 正常生产或中期引产手术的患者，在原有口服糖皮质激素的剂量基础上，当产程启动时再给予静脉注射甲基泼尼松龙 5mg 或氢化可的松 25mg

- 行剖宫产手术的患者在手术当中静脉给予甲基泼尼松龙 15mg 或氢化可的松 75mg，术后次日起减量，术后第 3 日恢复至术前用量，注意减量应视患者术后的生命体征、电解质具体情况决定

5. **SLE 患者的哺乳**：推荐 SLE 患者进行母乳喂养。口服泼尼松或甲基泼尼松龙、羟基氯喹与非甾体抗炎药（NSAID）的患者都可以进行母乳喂养。服用阿司匹林和使用肝素治疗的 SLE 患者也可以正常哺乳。服用环磷酰胺、霉酚酸酯、甲氨蝶呤、硫唑嘌呤、环孢素、他克莫司的 SLE 患者不宜哺乳。

6. **SLE 患者妊娠期间病情复发的治疗**

- 对于病情轻度活动的患者，可将泼尼松加量至 20mg/d，共 4 周，然后逐渐减量至泼尼松 15mg/d 以下维持，并加用羟基氯喹，200mg bid

- 病情中、重度活动的患者，可采用大剂量泼尼松或使用甲基泼尼松龙冲击治疗；口服大剂量糖皮质激素的时间应尽量短，以控制病情为宜，并尽快将泼尼松的剂量减至 15mg/d 以下，并加用羟基氯喹，200mg bid

- 如果病情需要加用免疫抑制剂，尤其是肾脏病变严重需要进行免疫抑制治疗时，可使用硫唑嘌呤、环孢素或他克莫司

7. 合并抗磷脂综合征 SLE 妊娠患者的治疗

- 对于抗磷脂抗体持续中高效价阳性，没有血栓与不良妊娠史的患者，应在妊娠前即口服小剂量阿司匹林，推荐剂量为 75mg/d，一直服用至孕 36 周停药，产后继续用药至产后 6~8 周

- 对于既往有血栓史的患者，妊娠前应服用华法林，调整剂量至 INR 2~3 之间。一旦确认妊娠即停止使用华法林，改为普通肝素或低分子肝素注射治疗；若为普通肝素注射治疗，建议剂量为 5000U，每日皮下注射 2 次，调整 INR 值为 2~3 之间或 APTT 为正常的 1.5 倍

- 对于有一次或以上死胎、2 次以上妊娠前 12 周内出现胎儿丢失、一次或以上因胎盘功能异常造成早产但没有血栓史的患者，在妊娠前即应服用小剂量阿司匹林（75mg/d），在明确妊娠后开始注射预防剂量的普通肝素或低分子肝素，直至分娩后 6 周。所有注射低

分子肝素的患者，在临近分娩前 2~4 周应转换为普通肝素注射

8. SLE 患者妊娠期间的药物使用

- 糖皮质激素：使用最小的可能控制疾病的剂量，建议维持剂量不超过每日相当于泼尼松 15mg 的剂量；对于胎儿疾病，如新生儿狼疮或为促进胎儿肺部发育成熟，可以使用含氟的糖皮质激素

- 免疫抑制剂：SLE 患者妊娠期间可以使用的免疫抑制剂包括硫唑嘌呤、环孢素、他克莫司；禁用的免疫抑制剂有甲氨蝶呤、霉酚酸酯、来氟米特、柳氮磺胺吡啶、环磷酰胺、雷公藤等，建议在停药半年后再考虑妊娠

- HCQ：是经临床使用经验证实为安全的药物，妊娠期可以使用；对于抗磷脂抗体阳性的患者妊娠期应该使用 HCQ，以减少血栓形成的危险

- NSAID：在妊娠前 3 个月后期及妊娠中期使用均安全，但在妊娠后期不建议使用

- 对乙酰氨基酚：用于治疗 SLE 妊娠患者的关节疼痛等症状，可以在妊娠期间安全使用

- 降压药物治疗：伴有高血压的 SLE 患者可以

使用尼非地平、甲基多巴、柳氨苄心定来控制血压，禁用血管紧张素转换酶抑制剂或血管紧张素转化酶受体抑制剂

（宋亦军）

◆ 妊娠期腹痛

在妊娠期间，轻到中度的腹痛并不少见，通常持续时间短。可能引起腹痛的生理情况包括早期妊娠子宫增大及圆韧带拉长、中晚期妊娠胎儿活动或 Braxton-Hicks 收缩。如果妊娠期疼痛发生突然、程度严重、持续不缓解、伴有其他症状（如恶心、呕吐），或疼痛位于上腹部，则要考虑存在疾病。妊娠期不应出现腹膜刺激征。

◆ 妊娠合并急性阑尾炎

急性阑尾炎是妊娠期最常见的外科疾病。妊娠合并急性阑尾炎的发生率为1/1000~1/600，中期妊娠发病多于早期妊娠或晚期妊娠。因妊娠合并急性阑尾炎容易发生化脓、穿孔，造成腹膜炎、流产、早产，故应积极处理，确诊后应尽快行阑尾切除术。

1. **临床表现：** 急性阑尾炎的典型临床表现为转移性右下腹痛，伴有恶心、呕吐、发热等症状。查体右下腹麦氏点有压痛、反跳痛和（或）肌紧张。血常规通常表现为白细胞计数增多及核左移。妊娠期的急性阑尾炎临床表现可能不典型，因为随着子宫增大，阑尾的相对位置发生改变，晚期妊娠时阑尾炎的疼痛可能位于右中腹甚至右上腹；由于子宫和阔韧带的遮挡，压痛及反跳痛可能不明显；妊娠本身可以伴有胃肠道的症状及白细胞的生理性增多。

根据 UpToDate 的资料，妊娠合并急性阑尾炎的症状按常见程度依次为腹痛（96%）（右下腹75%，右上腹20%）、恶心（85%）、呕吐（70%）、食欲减退（65%）。体征依次为右下腹压痛（85%）、反跳痛（80%）、肌紧张（50%）、直肠压痛（45%）、右上腹压痛（20%）、发热（20%）。

2. **诊断**：具有典型临床表现的急性阑尾炎容易诊断。临床表现不典型时，需要借助影像学帮助，首选超声检查，一方面寻找阑尾炎的证据，另一方面除外卵巢囊肿蒂扭转、子宫肌瘤变性、泌尿系结石、胆囊炎等妊娠期造成腹痛的疾病。阑尾炎超声表现为具有盲端的管状结构，直径>6mm。注意，随着妊娠周数增大，超声敏感度下降，超声没有发现阑尾炎的征象也不能除外急性阑尾炎，除非高度提示存在其他疾病。

3. **治疗**：妊娠期急性阑尾炎易发生化脓、穿孔，导致腹膜炎而造成流产、早产，因此，在妊娠期的各个阶段，怀疑阑尾炎时都应积极进行处理，建议手术切除阑尾，不建议单独应用抗生素治疗。症状出现 24 小时后进行手术可增加阑尾穿孔的风险，因阑尾穿孔与未穿孔其胎儿丢失率分别为 35% 和 1.5%。

是否终止妊娠取决于产科情况。通常不在切除阑尾时进行剖宫产，如产科情况需要同时剖宫产手术，建议行腹膜外剖宫产。

4. **接诊注意**：接诊时，产科医生首先应评估孕妇的产科情况，如为首诊患者，怀疑急性阑尾炎时应请外科会诊并积极建议手术。围手术期可使用覆盖革兰阴性菌、阳性菌及厌氧菌的抗生素，如 FDA 妊娠分级 B 类的头孢菌素及甲硝唑。术后监测母儿情况，必要时给予镇痛、抑制宫缩治疗。

（周希亚）

◆ 妊娠合并急性肠梗阻

1. 病因： 妊娠合并肠梗阻少见，粘连和肠扭转是梗阻最常见的原因，90%为机械性肠梗阻。60%～70%的患者因妊娠前腹部外伤或手术史造成肠粘连所致，其次为肠扭转、肠套叠、肿瘤造成，粪石少见。

2. 临床表现： 妊娠合并急性肠梗阻最常发生的3个时期，即妊娠中期增大的子宫进入腹腔时、足月胎头下降时、产后子宫大小突然变化时。肠梗阻的临床表现包括痉挛性腹痛、呕吐以及停止排便，可以伴有腹胀、发热。根据梗阻部位的不同，症状有差异。高位肠梗阻呕吐频繁且剧烈，低位肠梗阻则以腹胀、排气排便减少或停止为主要表现。由于受增大的子宫影响，妊娠合并急性肠梗阻的体征不明显，不易看到肠型及蠕动波，听诊可闻及肠鸣音亢进。严重者有腹膜炎体征及休克表现。血常规可见白细胞计数增多及核左移,部分患者伴有电解质紊乱。

3. 诊断: 妊娠反应可以表现为恶心、呕吐,早期妊娠时症状明显,但通常不伴有痉挛性腹痛。因此,根据临床表现可以对急性肠梗阻作出初步诊断。超声检查可能发现扩张的肠管及气液平。立卧位 X 线腹平片对明确诊断更有帮助。单次腹平片的放射剂量不足以致畸,对于有顾虑且诊断需要的患者应加以说明。

4. 治疗: 妊娠期肠梗阻的治疗与非妊娠期相同。非绞窄性肠梗阻可采取保守治疗,即胃肠减压、静脉补液、纠正电解质紊乱,必要时给予抗生素。如出现腹膜炎体征或为绞窄性肠梗阻应手术治疗。产科医生注意评估产科情况,并与外科密切协作,共同管理患者。需手术的肠梗阻患者术中术后产科处理参考妊娠合并急性阑尾炎。

(周希亚)

◆ 妊娠合并泌尿系结石

妊娠合并泌尿系结石偶可见到，多以肾结石、输尿管结石为主。妊娠不增加泌尿系结石发生率。

1. 临床表现：泌尿系结石的临床表现与结石部位有关。上尿路结石的典型症状为疼痛及血尿，疼痛位于腰部或上腹部，可放射，多呈间歇性。下尿路结石表现为膀胱区的疼痛、尿流中断和血尿。结石移动时疼痛难忍，可伴有恶心、呕吐。肾结石查体可有肾区叩痛，尿常规见红细胞。妊娠合并泌尿系结石的临床表现与非妊娠期基本相同。

2. 诊断：既往有泌尿系结石病史的孕妇在出现典型症状时不难诊断。没有既往病史的孕妇可以根据临床表现、尿常规及超声检查帮助诊断。不建议行静脉肾盂造影。

3. **治疗**：治疗与非妊娠期相似，原则包括多饮水、解痉、镇痛，必要时碎石或取石。接诊患者时，产科医生应评估产科情况，并请外科医生会诊。肾绞痛发作时，可以使用哌替啶（杜冷丁）及异丙嗪（即 D+P）肌内注射。是否需要采取碎石或取石由外科医生判断。无论采取哪种治疗，都应加强对胎儿的监护。

（周希亚）

◆ 妊娠合并子宫肌瘤变性

妊娠合并子宫肌瘤的发生率报道不一，占妊娠的 0.3%~10.7%。子宫肌瘤通常在妊娠期增大，但大多数患有子宫肌瘤的妇女并没有妊娠期的相关并发症发生。红色样变是子宫肌瘤在妊娠期及产褥期特有的变化，发生率<5%。

1. **病因**：子宫肌瘤的增长大多发生在早、中期妊娠，直径>5cm 的肌瘤更易生长。子宫肌瘤红色样变的原因尚不清楚。一种假说认为由于肌瘤的快速生长，使得血流灌注不足，肌瘤发生缺血、坏死，释放前列腺素。另一种理论认为子宫肌瘤的小血管发生血栓梗阻及溶血。

2. **临床表现**：疼痛是最常见的症状，直径>5cm 的子宫肌瘤疼痛频率更高，大多发生于早、中期妊娠。大多数子宫肌瘤变性的患者疼痛局限在瘤体的位置，疼痛持续，可能伴有恶心、呕吐、发热。查体有时可触及子宫肌瘤，局部有压痛。血常规白细胞计数轻度增多。

3. **诊断：** 妊娠合并子宫肌瘤需要超声检查帮助诊断。如果有既往的超声检查结果，特别是妊娠前或早期妊娠的结果，就可以比较子宫肌瘤增大的情况。有时在超声影像上可以看到肌瘤内有囊腔存在，结合患者的症状、体征，可以作出子宫肌瘤变性的诊断。另一方面，超声检查还可以帮助鉴别卵巢囊肿蒂扭转、急性阑尾炎、泌尿系结石、胎盘早剥等引起妊娠期急性腹痛的疾病。

4. **治疗：** 可给予镇痛药缓解疼痛。当伴有发热、血象升高，考虑合并感染时，可给予抗生素治疗。此外，应注意评估产科情况，患者可能伴有宫缩，必要时需使用宫缩抑制剂。

（周希亚）

◆ 妊娠合并卵巢囊肿蒂扭转

妊娠合并卵巢囊肿蒂扭转是妊娠期的急腹症之一，诊治不及时可导致卵巢破裂、坏死或感染，应行手术治疗。

1. **病因**：妊娠合并卵巢囊肿蒂扭转最常发生在妊娠 6～16 周，中晚期妊娠时也可见到。随着子宫的增大，原有的卵巢囊肿位置发生改变，进入腹腔，在外力作用下，容易发生蒂扭转。最常见的病理类型为卵巢畸胎瘤、输卵管囊肿、浆液或黏液性囊腺瘤。

2. **临床表现**：非妊娠期的卵巢囊肿蒂扭转表现为下腹痛，可伴有恶心、呕吐、发热。查体宫颈有举痛，可触及附件包块及蒂部压痛点。血常规常见白细胞计数增多及核左移，超声检查可见附件区囊肿。早期妊娠及中期妊娠的早期临床表现与非妊娠期相同，疼痛往往与体位有关。中期妊娠的晚期及晚期妊娠表现为一侧腹痛，因子宫增大，故查体及超声检查意义有限。

3. **诊断**：根据临床症状、体征和影像学检查，早期妊娠及中期妊娠的早期卵巢囊肿蒂扭转不难诊断。中期妊娠的晚期及晚期妊娠往往要结合症状与早期妊娠超声结果，如果早期妊娠存在 5cm 以上的附件囊肿，特别是影像符合畸胎瘤，需考虑蒂扭转可能性。如果早期妊娠超声未发现囊肿，则要考虑其他诊断。鉴别诊断包括急性阑尾炎、泌尿系结石、子宫肌瘤变性等。

4. **治疗**：妊娠合并卵巢囊肿蒂扭转应手术治疗。根据妊娠龄选择手术方式，如行开腹或腹腔镜，术中根据卵巢情况决定是否保留患侧卵巢组织。如在妊娠 10 周前手术，术后应给予黄体酮支持治疗。

注意常规产检进行超声 NT 测量时，应同时检查子宫双附件，如附件包块>5cm，应考虑手术治疗，避免发生蒂扭转。

■ 要点总结与推荐

妊娠期腹痛通常会伴有子宫收缩，因而首

先想到先兆流产、先兆早产或者先兆临产。接诊时应全面、仔细询问病史与查体，除外可能导致腹病的其他疾病。

（周希亚）

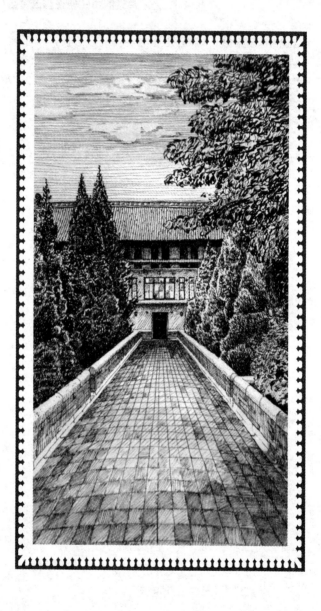

产程的观察与处理

◆ 正 常 产 程

1. 第一产程的产程经过

- 宫缩：产程开始时，子宫收缩力弱，间歇期较长为 5～6 分钟，持续 20～30 秒；随产程进展，间歇期 2～3 分钟，持续 30～60 秒；宫口开全时，持续时间可达 1 分钟，间歇仅 1～2 分钟

- 宫口扩张：潜伏期宫口扩张的速度为 1cm/2～3h，此期对外来的因素较为敏感，镇痛及麻醉可导致潜伏期延长，子宫肌细胞的刺激，如应用缩宫素可缩短潜伏期。活跃期时宫口扩张的速度一般初产妇 >1.2cm/h，经产妇>1.5cm/h。活跃期平均 4 小时，最长 8 小时。其中加速阶段（3～4cm）平均 2 小时，常可预测产程结局。最大倾斜阶段（4～9cm）平均 1.5 小

时，决定了产程的总体效率。减缓阶段（9~10cm）平均 0.5 小时，更多地反映头盆关系

- 胎头下降：以胎头颅骨最低点与坐骨棘平面的关系标明胎头的位置
  - ✓ 潜伏期：胎头下降不明显
  - ✓ 活跃期：在宫口扩张至 4~9 cm 期间，胎头下降迅速，0.86cm/h；> 9cm 后为胎头下降的急速期，初产妇通常>1cm/h，经产妇 >2cm/h

2. **第一产程的产程管理**

- 宫缩的管理：采用触诊或外监护的方法，一般潜伏期每 2~3 小时观察 1 次，活跃期每 1~2 小时观察 1 次，每次需连续观察 15 分钟

- 胎心率的管理：对于低危患者，潜伏期应每隔 1 小时听诊 1 次胎心，活跃期应每 30 分钟听诊 1 次。对于高危患者，潜伏期每 30 分钟听诊 1 次胎心，活跃期每 15 分钟听诊 1 次胎心。其他需听胎心的情况包括产科操作前后，如宫颈封闭、人工破膜、查胎位；镇痛治疗或麻醉前；胎膜自破后。听诊胎心时

首先用多普勒探头确定胎心最强的位置，要区别产妇的脉搏和胎儿的脉搏，同时触摸宫缩，在两次宫缩之间至少要计数 60 秒以确定基线胎心率，在宫缩之后 1 分钟也要测定胎心率，以及时发现减速

- 阴道检查的管理：阴道检查能直接了解宫颈软硬度、容受情况、宫口扩张程度、胎头下降程度、是否破膜、胎方位。一般以宫缩时的检查为准。潜伏期每 3~4 小时检查 1 次，活跃期每 1~2 小时检查 1 次，宫缩频繁者或经产妇应缩短间隔。需注意严格消毒，总计最好<10 次

- 孕妇的管理：产程开始后，应至少每 4~6 小时测量 1 次体温、脉搏、血压，鼓励孕妇每 2~4 小时排尿 1 次。初产妇宫口 <4cm、经产妇<2cm 可行灌肠。宫口>3cm 时，可予镇痛（哌替啶或硬膜外）。因直立位置时子宫内压力更高，并且适当的运动和自由体位有利于自然分娩的成功，故即使到了活跃期，也不应强求仰卧位

3. **第二产程的产程经过：**宫口开全后，宫缩更加频而强，每次持续 1 分钟，间歇1~2 分钟。

胎先露适应产道经一系列机转而迅速下降，直至拨露、着冠。胎先露的下降是预测第二产程进展的重要指标。初产妇第二产程一般在 2 小时以内，经产妇一般在 1 小时以内。

第二产程的管理：严密观察宫缩，必要时缩宫素加强；每 5~10 分钟听胎心，或持续胎心监护；给产妇适当补充水分、能量，及时排空膀胱；指导产妇用力，要有耐心，给产妇信心。

（宋英娜）

◆ 异 常 产 程

1. **潜伏期异常**：潜伏期胎头下降极其缓慢，故仅以宫颈扩张时限作为判断产程是否顺利的指标。潜伏期延长有潜在难产的可能，50%将伴有活跃期延长。因临产的准确时间不易前瞻性地确定，故潜伏期延长的识别比较困难。影响潜伏期长短的因素包括过度的镇痛或麻醉，不良的宫颈条件，宫缩乏力，头盆不称以及产妇过度紧张或体力消耗。给予产妇精神上和身体上的支持、避免过早住院是预防潜伏期异常的有效措施。

潜伏期超过 8 小时尚未进入活跃期为潜伏期延长的警戒时限。可予镇静剂，观察 4 小时以除外假临产。给予镇静剂后，85%的患者进入活跃期，10%的孕妇宫缩停止，5%仍不规律宫缩，此时可给予缩宫素加强，观察 4～6 小时，如进展仍不满意需重新评估头盆关系，必要时行人工破膜。

根据 2014 年中华医学会妇产科学分会产科专家组对新产程的临床处理专家共识，潜伏期延长的定义为初产妇 > 20 小时，经产妇 > 14 小时。

2. **活跃期异常**：活跃期异常十分重要，绝大多数难产都在此期表现出来。其发病原因复杂，多为产力、产道、胎儿三大分娩因素相互作用的结果。初产妇发生率 25%，但仅 2% 最终需要剖宫产。

3. **第二产程异常**：2014 年中华医学会妇产科学分会产科专家组对新产程的临床处理专家共识中第二产程延长的诊断标准：①对于初产妇，如行硬膜外阻滞，第二产程超过 4 小时，产程无进展可诊断为第二产程延长；如无硬膜外阻滞，第二产程超过 3 小时，产程无进展可诊断；②对于经产妇，如行硬膜外阻滞，第二产程超过 3 小时产程无进展可诊断第二产程延长；如无硬膜外阻滞，第二产程超过 2 小时，产程无进展则可以诊断。

活跃期及第二产程异常的类型

类　型	诊断标准		
	初产妇	经产妇	
加速期	宫颈扩张延缓	<1.2cm/h	<1.5cm/h
	宫颈扩张阻滞	>2h	>2h
减速期及第二产程	减速期延长	>2h	>1h
	胎先露下降延缓	<1cm/h	<2cm/h
	胎先露下降阻滞	>1h	>1h
	胎先露下降失败	减速期及第二产程中胎先露不再下降	

（宋英娜）

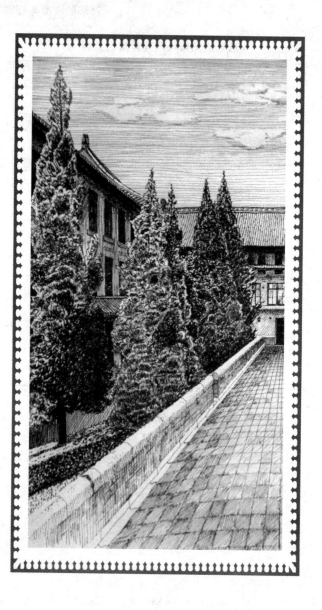

常见的异常分娩与处理

1. **头盆不称**：头盆不称是指胎先露部分与骨盆大小不相匹配，从而阻碍宫颈扩张或胎头下降，真性或绝对头盆不称较少见，相对头盆不称较多见，常由产力不足或胎方位异常所致。

骨盆入口平面的头盆不称往往发生于潜伏期，临床上较易处理，可给予充分试产的机会。中骨盆－出口平面的头盆不称可妨碍胎头内旋转，进而出现持续性枕后位或枕横位及胎头下降缓慢，最终导致活跃期异常及继发性宫缩乏力。

胎儿体重过大多见于分娩过巨大儿史者，年龄较大、产次较多的经产妇、肥胖、糖尿病、先露部高浮、未能按时入盆者。此外，骨盆出口不狭窄但有第二产程延长趋势者也应考虑胎儿过大的可能。

骨盆的临床测量只能对骨盆的大小和形态做一个初步估计，准确性不如 X 线摄片，分娩预后还需参考胎儿大小、胎方位、产力及胎头的可塑性，除了绝对性狭窄以外都需要给予充分试产的机会。

2. **产力异常**：产力异常不是造成难产的主要因素，但产力异常常提示有难产的发生。产力异常以继发多见，多继发于头盆不称和胎位异常。难产处理时产力异常占主导地位，轻微的头盆不称或胎位不正，若保持良好的产力，有可能向顺产转化。

加强产力的方法如下：

* 温热肥皂水灌肠
  * ✓ 排除粪便、积气，促进肠蠕动
  * ✓ 反射性刺激宫缩
  * ✓ 初产妇宫口<4cm 可用
  * ✓ 经产妇<2cm 可用
* 人工破膜：适应证为宫口扩张 3～5cm 产程进展延缓或阻滞时；潜伏期延长，缩宫素无效时；引产的方法——"破点"。破膜后胎头下降，直接压迫子宫下段，反射性加强宫缩。胎头未衔接不是破膜的禁忌证，但要警惕脐带脱垂的可能
* 缩宫素
  * ✓ 产程的任何阶段均可应用：潜伏期进展缓慢首选；活跃期经人工破膜 2 小时后进展仍然缓慢时可用
  * ✓ 低浓度（1U+5% GS 500ml）、低速度（10滴/分）开始，逐渐加量，最大至 3U+5%

GS 500ml，60 滴/分

✓ 目标宫缩间隔：潜伏期 3~4 分钟，活跃期 2~3 分钟，第二产程 2 分钟

✓ 严密观察，警惕强直宫缩及过敏

✓ 待产程进展至正常后也可适当减量或停药，以最低有效浓度维持宫缩

3. **胎位异常**：胎位异常是引起难产的首要原因，指头先露时胎头不以枕前位俯屈通过产道。胎头衔接异常时可有胎头高直位，内旋转发生障碍时可导致持续性枕后位及枕横位，胎头俯屈异常时可有额先露、面先露，胎头侧屈可致不均倾位。其中最常见的为持续性枕后位和枕横位。

临产后，经充分试产及积极处理后产程仍无进展，不论胎头在骨盆哪一平面，只要其枕部仍位于骨盆后方者或处于枕横位者，即称为持续性枕后位或持续性枕横位。临产前及产程初期发现的胎头位置异常不能作为最后诊断。仅 5%~10% 的病例不出现自发旋转。

- 枕后位和枕横位的早期征兆

✓ 活跃早期宫口扩张 3~5cm 时宫颈扩张延缓或阻滞

  ✓ 产妇提前出现排便感及严重腰背痛

  ✓ 宫颈扩张常不均衡，常见前唇持续存在

  ✓ 宫口仅扩张 3~5cm 即出现胎头塑形

  ✓ 活跃晚期和第二产程中，胎头下降延缓或
   阻滞

  ✓ 母体腹部 2/3 被胎儿肢体占据

- 确诊的必要手段：阴道检查

  ✓ 准确率应达 80%~90%

  ✓ 宫口开大 4cm 以上，胎膜已破

  ✓ 感觉胎头塑形、先锋头情况

  ✓ 摸清矢状缝及前后囟

  ✓ 摸清耳方位（少用）

  ✓ 超声可协助检查

- 枕后位和枕横位的矫正

  ✓ 孕妇体位及姿势矫正，使胎儿不适而自转

  ✓ 保持良好的产力

  ✓ 徒手旋转胎头

- 手转胎头的方法

  ✓ 首先导尿、摸清胎位、先露在 S+2 以下

  ✓ 评估是否存在绝对头盆不称

  ✓ 手指法，示指、中指在枕骨后方

  ✓ 全手法，整个手掌握住胎儿枕骨

✓ 在宫缩期，孕妇屏气用力时进行旋转

✓ 有时需宫底加压，确保胎头维持在新的位置

（宋英娜）

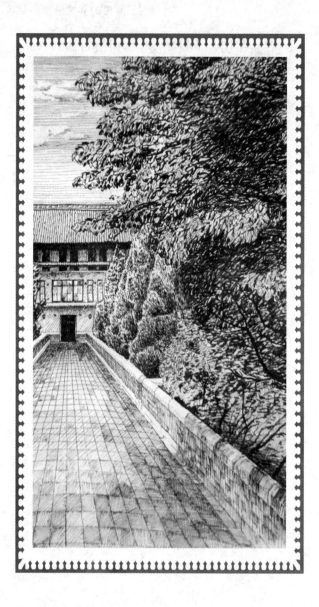

电子胎心监护解读

电子胎心监护是目前了解胎儿宫内状况的重要方法。目前已经在我国产科临床中得到广泛应用。但由于其存在图形解读不明确，缺乏后续有操作性的处理指南等问题，长期以来对胎心监护的应用和解读存在许多的争议。近年来以美国和加拿大为主的国外多个权威学术机构发表了一系列胎儿电子胎心监护相关指南，本文将依据这些指南的内容，综合介绍当前对于电子胎心监护的解读及临床处理。

1. 电子胎心监护解读新指南-定义

2008 版 NICHD 指南关于胎心监护分类的说明

胎心监护图形分级	监护图形特征
Ⅰ类（不提示胎儿酸中毒表现的监护图形）	FHR 基线：110~160 次/分 FHR 变异：中等 晚期或变异减速：无 早期减速：可存在 FHR 加速：存在
Ⅱ类（介于Ⅰ类和Ⅲ类之间的所有监护图形）	FHR 基线 　胎心率过速 　不伴随有胎心变异消失的胎心率过缓 FHR 基线变异 　变异减少 　变异增多 不伴随有周期性减速的变异消失情况 FHR 加速：刺激胎儿后缺乏有效的加速 周期性或偶发的减速

胎心监护图形分级	监护图形特征
	周期性变异减速伴随有中等或减少的基线变异
	延长减速超过 2 分钟短于 10 分钟
	周期性的晚期减速伴有中等的基线变异
	变异减速后出现一些特定的图形，如单/双肩征、减速后加速、FHR 恢复缓慢等
Ⅲ类（较明确反映胎儿酸中毒存在的监护图形，提示需要进一步处理）	FHR 基线消失伴以下几点之一　　周期性晚期减速　　周期性变异减速　　FHR 过缓
	正弦波图形

- 胎心率基线：10 分钟内除外胎心周期性或一过性变化及显著变异的平均 FHR 水平，至少观察 2 分钟。FHR 基线 110～160 次/分为正常

- 基线变异：FHR 基线变异分为 4 型，即消失型为缺乏变异，小变异为变异幅度为 5 次/分以下，正常情况为中等变异，其变异幅度在 6～25 次/分，显著变异为变异幅

度>25 次/分。取消了长变异与短变异的概念区别

- 正常 FHR 加速的情况：对于妊娠>32 周，胎心较基线最大上升 15 次/分，持续时间>15 秒，<2 分钟。对于妊娠<32 周，胎心较基线最大上升 10 次/分，持续时间>10 秒，<2 分钟。持续时间在 2～10 分钟为延长加速，加速时间>10 分钟应考虑为 FHR 基线变化

- 早期减速及晚期减速的区别在于减速发生的时间、出现减速峰值的时间以及胎心恢复的时间与宫缩的相互关系，变异减速与延长减速的区别在于变异减速发生较快（开始到 FHR 最低点的时间<30 秒），持续时间短（<2 分钟），而延长减速持续时间>2 分钟<10 分钟，两者均与宫缩无明确关系

- 增加了正弦波型曲线的描述，即指 FHR 基线呈平滑正弦波摆动，其频率固定为 2～5 次/分，持续时间>20 分钟

2. 电子胎心监护解读新指南——分级及处理原则

在取得满意的胎心监护图形后，如何对其

进行合理的解读并据此做出相应的临床处理是应用胎心监护技术的关键过程。长期以来，对于胎心监护图形解读存在多种不同的认识，缺乏统一而权威的解读指南，造成许多临床处理方面的争议。针对这一情况，2008 版 NICHD 指南中提出对于某一个胎心监护的图形，应综合考虑其表现的基线、变异、加速、减速的情况，将不同的胎心曲线分为 3 级，即正常型、中间型、异常型 3 种。2010 年美国 ACOG 指南根据这一三分级系统针对性地提出了相应的临床处理策略及对于常见临床问题的处理原则。

- Ⅰ类胎心监护图形的处理原则：Ⅰ类的胎心监护图形不与胎儿酸中毒有关，其胎心监护只需后续常规的监测即可，即在第一产程每 30 分钟进行监护或胎心听诊 1 次，在第二产程每 15 分钟需监测 1 次。如果Ⅰ类胎心监护图形在后续监测中出现Ⅱ类或Ⅲ类监护图形，则需要相应的临床处理。如果出现的Ⅲ类图形依然无法短期内改善，则有必要在短期内结束分娩

- Ⅱ类胎心监护的一般处理原则：Ⅱ类的胎心监护图形包括了所有不属于Ⅰ类和Ⅲ类胎心

监护图形的情况，其中包括了许多的监护类型。对于Ⅱ类胎心监护图形，需要后期进一步的评估，监测，必要的临床干预以及再评估，直至图形转为Ⅰ类胎心监护。在各种Ⅱ类胎心监护图形中，如果胎心加速存在或轻中度的基线变异改变，提示胎儿酸中毒程度尚可接受，可以继续监护观察。如果加速缺如或基线变异很小，或出现散发的变异减速，提示胎儿发生较严重酸中毒的风险增加，需要积极的临床干预和密切的监测，如果胎儿监护继续发展为Ⅲ类监护图形，提示胎儿酸中毒的程度加重，可能有尽快需要结束分娩的必要

- Ⅲ类胎心监护的处理原则：Ⅲ类胎心监护提示一个异常的监护图形，与胎儿发生酸中毒的高风险密切相关。Ⅲ类胎儿监护图形的发生与新生儿缺血、缺氧脑病，中枢性软瘫以及新生儿酸中毒的发生明确相关，但同时并不增加新生儿远期神经系统相关的不良结局发生率。发现Ⅲ类胎心监护图形后需要采取相应的临床处理，如持续密切的监测、加强吸氧、加速产程进展的处理以及做好急诊剖

宫产手术的准备等。从发现Ⅲ类监护图形至结束分娩之间可接受的时间阶段目前尚无明确的研究结果。但在临床上常依据 30 分钟这一源于临床经验的结论。对于无改善的Ⅲ类监护图形，尽可能快地结束妊娠是普遍接受的原则

- 间断或周期性变异减速的处理：间断的变异减速是指在 50% 以下的宫缩发生前后出现的变异减速，也是在产程过程中最常见的胎心监护异常，在大多数的情况下不需特别的临床处理，并且与不良的妊娠结局没有紧密联系

周期性的变异减速是指在 50% 以上的宫缩中出现的变异减速，如果周期性的变异减速逐渐表现为更大的胎心降幅和更长的持续时间，提示胎儿酸中毒的程度在不断加重。而该种变异减速同时伴随有良好的自发加速和中度以上的基线变异，提示目前胎儿的耐受性良好。

周期性的变异减速通常是脐带受压引起，当发生周期性变异减速时，缓解过频的宫缩或改变孕妇体位以缓解脐带受压的状况是有益的，在十分必要的情况下，一些文献还推荐羊

膜腔内灌注治疗来缓解脐带受压的情况，以降低不必要的剖宫产术。

- 周期性晚期减速的处理：周期性晚期减速往往反映了一过性或慢性的胎儿-母体胎盘界面氧气交换的障碍。最常见的原因包括孕妇高血压、过频过强的宫缩，或者其他各种母体因素导致的缺氧等。处理的方式包括原发病的治疗、抑制过频的宫缩、左侧卧位、孕妇吸氧等。值得说明的是，在伴有加速和（或）中度胎心基线变异的情况下，单纯的周期性晚期减速不能直接提示胎儿酸中毒的存在，但如果周期性晚期减速同时缺乏加速且胎心基线变异消失，则属于Ⅲ类胎心监护图形，应该及时作出相应处理

- 产时胎心心动过速的处理：胎心心动过速是指胎心率基线超过 160 次/分且持续>10 分钟。当监护到胎心心动过速时，需要积极寻找其原因。其中包括感染（如绒毛膜炎、母体感染发热等）、各种药物作用（包括哮喘类药物、兴奋剂等）、各种母体疾病因素、胎儿贫血、子宫先兆破裂、胎盘早剥、胎儿心脏传导因素所致的快心律失常等。单独存

在的胎心心动过速往往提示胎儿的预后良好，当合并胎心基线变异较差和（或）周期性减速时提示胎儿存在较严重的酸中毒

- 产时胎心过缓及延长减速的处理：胎心过缓是指胎心基线低于 110 次/分至少 10 分钟。而延长减速是胎心率下降幅度超过 15 次/分至少 2 分钟，且<10 分钟。在临床上对于两种类似情况的处理也基本一致。当出现胎心过缓或延长减速时，需要积极寻找导致的原因，包括孕妇高血压、脐带脱垂、胎头下降过快、胎盘早剥或子宫先兆破裂、胎儿先天性心脏病等。临床处理主要以诱因的治疗为主，如果胎心过缓长期不改善或延长减速反复出现，特别是合并基线变异减少或缺如，提示需尽快结束分娩

- 胎心基线变异性减小的处理：胎心的基线变异是 2008 版指南中着重强调的重要胎心监护特征，其被认为是胎儿宫内心血管储备能力下降，存在酸中毒状态的重要指标。胎心基线的变异往往是在不断变化的，基线的中度变异和较小变异往往交替出现，常与胎儿的睡醒节律有关。出现胎心基线变异较小

时，需除外一些潜在原因，如孕妇用药的影响（如哌替啶、吗啡、硫酸镁的应用等）、胎儿睡醒节律的变化以及胎儿存在酸中毒的可能。如果与孕妇应用硫酸镁有关，则停药后 1~2 小时基线变异能够恢复；如果与胎儿睡醒节律有关，通过刺激唤醒胎儿或30~60 分钟后再次复测则能恢复基线变异，临床应注意监测和复诊。如果考虑基线变异减少与胎儿宫内缺氧有关，则可以通过改变孕妇体位、加大吸氧流量等方法进行改善，如果基线变异减少或消失合并周期性减速，和（或）缺少理想的加速反应，则对于胎儿严重的酸中毒预测意义较大，必要时需及时结束分娩的干预处理

3. **总结：** 电子胎心监护操作简便、无创、结果实时确切，且对严重胎儿酸中毒有重要的指示意义，成为目前产科临床最广泛应用的胎儿监护手段，但对其仍存在许多争议。其中最重要的是对各种图形结果的判定存在解读上的个体差异，并且由于临床的复杂性，使得相当一部分监护图形无法进行简单的分类解读，导致其对新生儿不良结局的预测不肯

定，增加假阳性率，导致不必要的临床干预，使阴道助产及剖宫产率增加。因此，如何进一步明确相关概念的定义，加强对于胎心监护的分级解读的指导，并在综合评估的基础上，利用循证研究的方法总结不同级别胎心监护图形的后续处理原则，是当前国内产科临床中非常值得去大力开展的工作。

（蒋宇林　边旭明　高劲松）

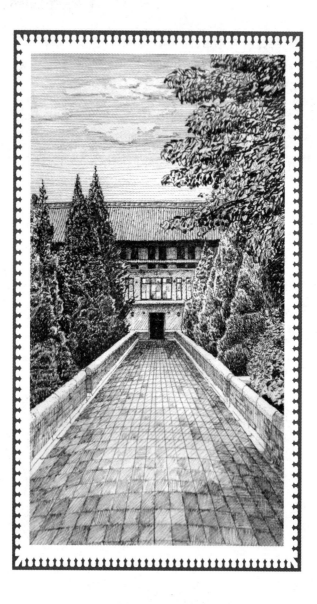

分娩过程中的紧急情况

目前认为，合并臀位、双胎妊娠或有剖宫产史的孕妇对母胎均更为安全的分娩方式是剖宫产，只有在一些特定的情况下选择阴道分娩。

◆ 臀 位 临 产

目前国内外较多认为剖宫产对于臀位新生儿是比较安全的分娩方式。目前臀位阴道分娩一般仅见于：

1. 经产妇、单臀先露，就诊时临产，宫口已经开大，先露较低，无其他阴道分娩禁忌。

2. 早产期待治疗过程中临产，宫口开大，单臀先露，经过评估阴道分娩相对快速、安全，且已经向患者家属告知利弊取得同意。

3. 早产产妇及家属放弃胎儿时。

臀位阴道分娩的操作要点：

- 臀位阴道分娩机转分 3 期：胎臀娩出、胎儿肩部娩出、胎头娩出

- 宫口必须开全，适当堵臀，使阴道充分扩张，有利于胎头娩出

- 胎臂上举时应予以解脱：宫缩间歇期时，适当上推胎体，将胎背向后旋转，胎臂划向胎儿面部，助产人员将示指、中指伸入阴道，下压胎儿肘窝，将胎儿臂部自胎儿胸前娩出，同样手法处理对侧，如同"猫洗脸"

- 胎头娩出时将胎背转向前方，如胎头娩出困难，可将左手指伸入阴道，压胎舌，右手示指和中指从颈部钩住胎肩，向下向外牵引。胎头到达耻骨弓下时，将胎体上提缓慢牵引，在会阴保护下娩出胎儿面部及前额

- 应告知孕妇及家属相应风险。活胎分娩时应有儿科医生在场

（付晨薇）

◆ 双 胎 临 产

近年来，双胎多选择剖宫产终止妊娠，以确保产妇安全并尽量降低围生儿病死率。在双胎阴道分娩中，胎儿体重、胎位及孕妇既往分娩史是重要的决定因素。

双胎均为头位，或第一胎为头位而胎儿偏小时可以考虑阴道试产。如母亲为经产妇则阴道分娩的成功率增加。

在急诊所遇到的双胎临产，多可通过剖宫产安全分娩。一般只有那些经产妇，第一胎为头位而且胎儿偏小，到急诊就诊时宫口已经开大，胎先露很低时，向产妇及家属交代风险后选择阴道分娩。或极早早产放弃胎儿，第一胎为头位时可以考虑阴道分娩。

阴道分娩过程中的注意事项：

- 在产程中应加强胎心监测，防止胎头挤压影

响先露下降，甚至发生胎儿宫内窘迫

- 在第二产程后，第二胎的 Apgar 评分通常会比第一胎差，因而分娩时应有儿科医师在场
- 第一胎娩出后，助手应在腹部将胎儿固定在纵产式，同时警惕胎盘早剥和脐带脱垂
- 如第二胎头或臀已经固定在骨盆腔，阴道检查无脐带脱垂，可以考虑人工破膜，检测胎心
- 如无异常且人工破膜 10 分钟后无规律宫缩，可用缩宫素加强宫缩。一般两胎儿分娩间隔不超过 30 分钟

目前临床多数双胎都是以剖宫产终止妊娠的。

（付晨薇）

◆ 剖宫产后的阴道分娩 (VBAC)

1. 剖宫产史是再次妊娠孕妇的剖宫产指征。只有在产妇和家属充分了解生产风险后仍要求阴道分娩，并符合下列条件，可以考虑其阴道分娩：

- 前次剖宫产距离此次妊娠时间>2年，仅有一次剖宫产史
- 本次妊娠不存在前次剖宫产的指征
- 前次剖宫产为子宫下段横切口，切口无裂伤，术后无感染
- 前次剖宫产时宫颈口已经开大
- 胎儿体重估计<3500g，或妊娠<28周放弃胎儿的引产
- 具有子宫破裂抢救条件
- 本次妊娠无其他剖宫产指征
- 子宫下段厚度>4mm

2. 剖宫产后阴道分娩的注意事项

- 产前超声充分评价胎儿大小、胎盘位置、子宫下段厚度和肌层回声连续性
- 由治疗小组充分评价，并向产妇及家属充分交代风险，产妇及家属理解并积极要求由阴道分娩
- 孕妇提前入院待产，一般不引产
- 密切观察产程进展，慎用缩宫素，尤其警惕有无先兆子宫破裂
- 临产配血及其他剖宫产的必要准备
- 专人监护，放宽剖宫产指征，可疑头盆不称时应行剖宫产
- 产后仍需注意检查子宫是否完整

3. 急诊所遇到的剖宫产后阴道分娩的产妇多为上次剖宫产时宫口已经开大，本次就诊时宫口已开全，此时应迅速评价患者是否具有 VBAC 的条件，并充分告知风险，在产妇及家属同意后，酌情选择实施 VBAC，可以考虑在完善剖宫产术前准备的前提下在手术室进行阴道分娩，如有紧急情况，随时行剖宫产。

（付晨薇）

◆ 先兆子宫破裂和子宫破裂

在产程中预防发生子宫破裂及对先兆子宫破裂的早期识别非常重要，在阴道分娩困难时更应警惕发生子宫破裂。

1. **高危因素**：在阴道分娩过程中容易发生子宫破裂的孕产妇：

- 瘢痕子宫：既往有子宫手术史，如剖宫产、子宫肌瘤剔除术、宫角切除术、清宫术或人流术等

- 梗阻性难产：主要见于高龄、头盆不称、宫颈瘢痕或软产道阻塞者

- 子宫收缩药物使用不当导致的宫缩过频、过强

- 产科操作损伤，如内倒转术、人工剥离胎盘等

2. 临床表现

- 先兆子宫破裂：高危产妇有如下表现时应高度怀疑先兆子宫破裂

  ✓ 子宫强直性或痉挛性收缩过强，产妇烦躁不安、呼吸心率加快、下腹剧痛、可有少量阴道出血

  ✓ 出现逐渐上升的病理性缩复环，子宫压痛明显

  ✓ 排尿困难或血尿

  ✓ 因宫缩过强、过频，胎儿触不清，胎心加快或减慢或听不清

    - 子宫破裂：子宫破裂分为不完全性和完全性子宫破裂，区别在于子宫浆膜层是否完整。不完全性子宫破裂多见于子宫下段剖宫产瘢痕破裂，症状和体征不明显，一般仅在不全破裂处有压痛。完全性子宫破裂是在先兆子宫破裂基础上，产妇突然感到下腹剧痛、宫缩骤然停止。然后出现全腹压痛、反跳痛，腹壁下可清楚扪及胎体，产妇伴有失血性休克症状。胎心消失，阴道检查有鲜血流出。有时需要与胎盘早剥相鉴别

3. 处理： 先兆子宫破裂时应立即使用宫缩抑制剂，同时准备行剖宫取子术。子宫破裂合并休克应在抗休克同时尽快手术，如果子宫破口整齐，破裂时间短，无明显感染或患者一般状态差难以耐受大手术，应行子宫破口修补术。如果子宫破口大、不整齐或有明显感染，应行子宫切除术。手术前后应使用广谱抗生素控制感染。

（付晨薇）

◆ 脐 带 脱 垂

1. **定义**：胎膜破裂后脐带脱出宫颈口外，降至阴道内甚至露于外阴部，称脐带脱垂。

2. **诊断**：于胎动或宫缩后胎心率突然变慢，阴道检查触及脱出宫颈口外的脐带或扪及脐带血管搏动位于胎先露旁或前方。一旦发现，阴道的手应上推胎先露，缓解对脐带的压迫。同时呼叫紧急求助。

3. **处理**：发现有脐带脱垂且胎儿存活，应尽快娩出胎儿。宫口未开全时，产妇应立即采取头低臀高位，上推胎先露，应用宫缩抑制剂；严密监测胎心，同时尽快行剖宫产。在准备剖宫产的过程中应一直有人上推胎先露，缓解对脐带的压迫。

（付晨薇）

◆ 产 前 出 血

1. 前置胎盘

- 定义：28 周后胎盘附着于子宫下段，其下缘达到或覆盖宫颈内口，位置低于胎儿先露部。28 周前胎盘位置低称胎盘前置状态，28 周后仅 10%持续存在，但是如果胎盘覆盖宫颈内口>25mm，则分娩时前置胎盘的发生率达 40%~100%

- 高危因素：包括流产史、宫腔操作史、产褥感染史、剖宫产史、高龄、吸烟、双胎妊娠等

- 分类：根据胎盘覆盖的程度分为完全性前置胎盘、部分性前置胎盘、边缘性前置胎盘和低置胎盘，目前边缘性前置胎盘和低置胎盘的定义不统一

- 临床表现：妊娠中后期或临产后突然出现无

痛性阴道出血，10%~20%合并子宫收缩，其全身情况与出血量相符。查体：子宫软无压痛，子宫轮廓清楚，胎位清楚，先露高浮或胎位异常。在除外前置胎盘前，不能贸然行阴道或肛门检查

- 辅助检查：确诊依靠超声检查。循证医学证据显示阴道超声安全、准确性高，是首选方法，应测量胎盘边缘距离宫颈内口或超过宫颈内口的距离。经腹超声的假阳性率达20%，除非明确是中央型前置胎盘，否则应对可疑患者行阴道超声或会阴超声明确诊断。对怀疑胎盘植入者，磁共振检查有一定价值

- 治疗
  - ✓ 原则：止血，纠正贫血，预防感染，适时终止妊娠。根据胎盘前置类型、出血程度、孕周、胎儿宫内状况和是否临产等进行综合评估，给予相应治疗
  - ✓ 期待治疗：适用于妊娠36周前一般情况良好，胎儿存活，出血不多，无需紧急分娩者，目的是在母儿安全的前提下延长妊娠时间，提高胎儿存活率。有出血者需住院

治疗，出血期间绝对卧床，血止后可适当活动，维持 Hb>110g/L，监测孕妇生命体征和阴道出血情况，监测胎儿状况和生长发育情况，筛查感染，阳性者预防性使用抗生素。有早产风险者按早产处理，包括抑制宫缩、促胎肺成熟，并随时做好剖宫产的准备

✓ 终止妊娠：首选择期剖宫产，无症状的完全性前置胎盘妊娠37周后，边缘性前置胎盘38周后，合并胎盘植入者36周后择期手术。紧急剖宫产适用于大出血不止，危及孕妇生命，胎儿窘迫，临产后出血多短期不能分娩者。预防性使用抗生素

✓ 手术注意事项：原则上子宫切口尽量避开胎盘，以减少失血；术前对胎盘定位有助于手术切口的选择；胎儿娩出后立即促进宫缩，不要急于分离胎盘，待子宫收缩，胎盘与子宫开始分离后再剥离胎盘。出血多者按产后出血处理

✓ 阴道分娩：仅适用于边缘性前置胎盘或低置胎盘出血少，枕先露者，部分性前置胎盘宫口已扩张，估计短时间内可分娩者。

同时需备足血源，严密监护，一旦出血多不能立即分娩，需立即行剖宫产

✓ 前置胎盘合并胎盘植入：占前置胎盘的1%～5%，最重要的高危因素为前次剖宫产后胎盘前置（11%～25%），也称为凶险性前置胎盘。产前无出血者需警惕。超声表现为胎盘与子宫分界不清，胎盘内多个不规则的无回声区伴丰富血流信号，膀胱壁连续性中断，或子宫肌层变薄（<1mm）。磁共振能清楚显示胎盘侵入肌层的深度和准确的局部解剖层次，当诊断不明确，后壁胎盘或为了确定植入深度及范围时可采用。治疗：①术前明确诊断，确定植入范围，制定合理的手术方案，充分备血，确保手术期间的止血药物和用品，并与麻醉科、ICU和新生儿科合作；②前壁胎盘植入深怀疑膀胱受累者，请泌尿外科会诊，并术前放置输尿管支架（或）D-J管，以防术中输尿管损伤；③择期剖宫产：对生命体征平稳，出血量不多，植入范围小者可保守治疗（即保留子宫），采用保守性手术，如局部缝扎止血，

B-Lynch缝合，压迫止血，甚至部分或全部胎盘留在子宫腔内避免强行剥离导致大出血，以后 MTX 或栓塞治疗，加强宫缩，抗生素预防感染。严重者需及时切除子宫

2. 前置血管

- 定义：胎儿血管穿越胎膜位于宫颈内口，罕见。主要见于低置胎盘、副叶胎盘或帆状胎盘

- 临床表现：妊娠晚期无痛性阴道鲜红出血，多发生于胎膜破裂时，母亲没有危险，但胎儿严重失血，出现胎儿宫内窘迫，病死率高达 50%

- 诊断：产前诊断率低，超声多普勒有时可发现脐带插入的位置低，产时阴道检查扪及搏动的血管

- 处理：产前诊断者妊娠 34 ~ 35 周后及时剖宫产，如果发生血管破裂，胎儿存活者立即阴道剖宫产，胎儿死亡者阴道分娩。做好新生儿复苏准备

（高劲松）

◆ 产 后 出 血

1. **定义**：是指胎儿娩出后 24 小时出血量 >
500ml，剖宫产时超过 1000ml。但临床上容易
低估产后出血量。

2. **原因**：产后出血的原因包括子宫收缩乏力、
软产道损伤、胎盘因素和凝血功能障碍。产后
出血常表现为突发的凶猛出血，也可表现为中
等量的持续性出血。

3. **出血量评估**：出血对孕妇造成的影响取决于
妊娠前的血容量、妊娠期增加的血容量、产妇
的贫血程度、失血的速度。急性失血后 4~6 小
时内组织液进入血管或静脉补液后血红蛋白才
明显下降，因此，对失血量的早期评估可参考
休克指数，休克指数 = 心率/收缩压，正常为
0.5，当休克指数为 1 时出血量达到 1200 ~
1500ml，当休克指数 > 1 时失血量达 1500ml

以上。

4. 处理： 产后出血的处理原则包括早期诊断并补充血容量，纠正休克；针对病因迅速止血；防止感染及其他并发症。

- 宫缩乏力：加强宫缩，止血，去除诱因（如膀胱充盈）
  - ✓ 促宫缩药物
    - * 缩宫素类制剂：①缩宫素：肌内注射或静脉滴注，注意受体饱和现象，如果用 30~40U 效果不好应改用其他方法。不良反应有恶心、呕吐、心率加快或心律失常，大剂量可引起水潴留，未稀释静脉给药可导致一过性血管扩张和低血压；②卡贝缩宫素：为合成长效缩宫素，100μg 静脉注射（1 分钟内静脉入壶）。不良反应有恶心、腹痛、瘙痒、面红、呕吐、低血压、头痛、震颤。有血管疾病尤其是冠心病者慎用
    - * 前列腺素制剂：①卡前列素氨丁三醇：用于常规方法处理无效者，250μg 子宫体、宫颈或臀部肌内注射，可间隔 15~90 分钟多次注射，总量不超过 2mg

（8 支）。不良反应有恶心、呕吐、腹泻、体温上升、潮红、血压升高等。禁忌证为过敏、急性盆腔炎、活动性心肺肾功能疾病；②卡前列甲酯栓：0.5mg 舌下含服、阴道或肛门给药。不良反应有腹泻、恶心、呕吐、腹痛。禁忌证为哮喘、青光眼、严重过敏体质、严重心肺肾功能不全；③米索前列醇：400 ~ 1000μg 肛门给药。不良反应有寒战、发热。哮喘不是禁忌

- ✓ 子宫按摩

- ✓ 子宫填塞：宫腔纱布填塞或水囊，12 ~ 24 小时后取出。取出时使用促宫缩药物

- ✓ 子宫捆绑式缝合（B-Lynch 缝合）：简单、安全、有效，主要在剖宫产术中大出血时实施，对宫体收缩乏力出血的效果好

- ✓ 盆腔动脉结扎：包括子宫动脉上行支、髂内动脉结扎、卵巢动脉子宫支结扎

- ✓ 介入性动脉栓塞术：适用于常规治疗效果不好或再次发生大出血者

- ✓ 子宫切除：经各种积极治疗无效，为抢救产妇生命，行子宫切除或次全切除术

- 胎盘因素：包括胎盘滞留、胎盘残留、胎盘植入等。产后应仔细检查胎盘，防止副叶胎盘等残留宫腔导致出血。发生胎盘滞留或残留时应手取胎盘或刮宫，并纠正继发的宫缩乏力。如果胎盘剥离困难，可能存在胎盘植入，应避免强行剥离，以免导致大出血。如出血不多，可保守治疗，如出血多需手术切除子宫或动脉栓塞

- 软产道损伤：仔细检查软产道。应彻底止血，清除积血，按照解剖层次逐层缝合裂伤。子宫破裂或下段撕裂者应及时开腹手术修补甚至子宫切除。复杂裂伤缝合时间久者应使用抗生素防止感染

- 凝血功能障碍：包括妊娠合并血液系统疾病（如血小板减少症、再生障碍性贫血、血友病等）和产科并发症导致的 DIC（如羊水栓塞、重度子痫前期、胎盘早剥、死胎以及大量出血消耗凝血因子）

  DIC 的治疗：去除诱因，纠正恶化因素（如休克、缺氧），补充丢失的血小板和凝血因子

5. 出血性休克的处理

- 平卧，吸氧（面罩给氧），保暖。保证氧饱和度>90%

- 开放至少 2 条静脉通路，至少 1~2 条大的静脉通路

- 监测：心电监护、尿量、中心静脉压、血气、凝血功能

- 补充血容量：恢复有效循环血量和细胞携氧能力

- 输血的目标：维持 Hb>100g/L（有活跃出血时）或>70g/L（无活跃出血时），血小板>5万，纤维蛋白原>100mg/dl

- 血容量补足的表现：收缩压>90mmHg，脉压>30mmHg，HR<90 次/分，尿量>30ml/h，中心静脉压 8~12cmH$_2$O

（高劲松）

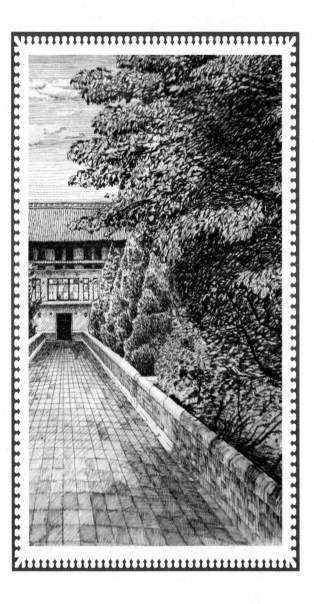

产褥期疾病

◆ 产褥期感染

　　产褥期感染是指分娩后生殖道的感染，是产褥期最严重的并发症，发病率为 1%～8%。因产褥期发热绝大多数是产褥感染引起，故可将产后发热的发生率作为产褥感染的一种指标。美国的母亲福利联合委员会规定在分娩 24 小时后至 10 天内（即产后第 2～10 天），按标准方法用口表测量体温，每日至少 4 次，凡体温有二次达到或超过 38℃ 者，称产褥发热病率。但是产褥期发热还可由生殖道以外的原因引起，如尿路感染、上呼吸道感染、乳腺炎等，需与产褥感染相鉴别。常见的产褥期感染包括会阴侧切伤口感染、剖宫产切口感染、产后子宫内膜炎和血栓性静脉炎。

1. 会阴伤口感染

- 病因和诱因：会阴局部易被细菌污染，尤其当会阴撕裂伤口或侧切伤口较大时。一般而言，产道裂伤越严重，会阴局部感染的概率越大。常见诱因包括第二产程延长、手术助产（胎头吸引或产钳）、会阴伤口缝合缺陷（如血肿形成或异物）、羊水粪染、贫血、糖尿病、吸烟等。正常育龄期和妊娠期妇女下生殖道内寄生有大量微生物，会阴侧切伤口感染多为需氧和厌氧菌所致的混合感染。葡萄球菌和大肠埃希菌是最常见的致病细菌

- 临床表现：会阴伤口感染一般发生在产后6~8天，常局限在皮肤和皮下组织层。表面可见充血、水肿，并伴有伤口裂开及脓性分泌物流出，压痛明显。严重病例，感染可向深部蔓延，引起阴道及阴道旁结缔组织炎，出现阴道部疼痛、阴道黏膜充血、水肿或溃疡，甚至出现畏寒、发热及脉快等全身症状

- 治疗

  ✓ 局部引流通畅：及时拆除缝线，打开伤口，充分引流，剪除可见的线头及坏死组织，避免感染扩散。每日用 1∶5000 高锰

酸钾溶液冲洗伤口或坐浴 2 次

✓ 广谱抗生素的应用：如果患者出现发热、血象升高及局部蜂窝织炎的表现，建议选用静脉广谱抗生素治疗，兼顾革兰阳性菌、革兰阴性菌、厌氧菌和链球菌。并可根据伤口拭子培养的药敏结果调整用药。一般抗生素治疗 24~48 小时后好转，如果患者对治疗反应差或一般情况不良时应及时行清创缝合术

✓ 手术治疗：小的伤口一般可以自行愈合，但大的创面或裂伤需手术修补。手术修补的时机取决于伤口的状态。需待伤口表面清洁、无感染、无渗出并且长出新鲜粉红色肉芽组织时再进行修补。手术时需要充分的镇痛和麻醉，完全打开伤口，拆除所有缝线，清除坏死组织，以 3-0 或 4-0 可吸收线逐层恢复正常解剖。对于会阴 4 度裂伤者需要术前准备肠道。术后保持会阴局部清洁、干燥，每日排便后冲洗，修补直肠黏膜者术后禁食 48~72 小时，之后进食无渣半流饮食 3 天，胃肠功能完全恢复后出院

2. 剖宫产切口感染

- 感染诱因及致病细菌：剖宫产术后伤口感染发生率为 2.5%～5%，一般发生在术后 4～7 天。约 40% 的感染是在出院后诊断的。与伤口感染有关的影响因素包括手术止血不良、血肿形成、肥胖、糖尿病、营养不良、贫血、产程过长、手术时间过长、羊膜腔感染等。预防性抗生素的应用及良好的手术缝合技术降低了伤口感染的发生率。早期的伤口感染（术后 24～48 小时）通常由 A 族或 B 族溶血性链球菌引起，以高热和蜂窝织炎为主要表现。晚期的伤口感染主要由表皮葡萄球菌或金黄色葡萄球菌、大肠埃希菌、奇异变形杆菌等引起

- 临床表现和诊断：伤口感染的诊断主要基于临床表现。症状包括切口局部红肿、硬结、热、痛。有时伤口裂开，并有脓性分泌物。少数患者伴有发热、白细胞计数增多等全身表现。坏死性筋膜炎为最严重的伤口感染，可以是致命的，临床表现为大量的洗碗水样的分泌物、皮下组织晦暗且脆、筋膜灰白无活性

- 治疗：感染的伤口需要彻底敞开、清除所有
异物缝线、良好引流。可以采用装满生理盐
水的注射器加压冲洗伤口，清除坏死组织、
分泌物和凝血块。异物和坏死的组织会延迟
伤口愈合并加重感染，可以采用钳子、手术
刀和剪刀进行机械清除。如果怀疑筋膜断
裂，引流应在手术室进行。深的伤口需要纱
布填塞，将纱布条用生理盐水湿润，并放置
在伤口内，表面再被覆一层干纱布，定时置
换。当感染清除、伤口长出肉芽组织时，可
以进行二期缝合

  伤口蜂窝织炎（即无波动感）者可采用1个
疗程的抗生素治疗，不需要开放引流。已经
开放的表层伤口感染通常不需抗生素治疗。
外用药物，如碘伏、次氯酸钠、过氧化氢等
对成纤维细胞有毒性，延缓伤口愈合，应避
免使用。对于更加严重的感染，累及周边组
织或有全身症状者，应采用经验性的广谱抗
生素治疗，之后根据患者对治疗的反应及药
敏结果进行调整

3. **产后子宫内膜炎**：产后子宫内膜炎指子宫蜕
膜的感染，感染也可蔓延至子宫肌层（称子宫

肌炎）或宫旁组织（称为宫旁组织炎）。产后子宫内膜炎是产褥发热的最常见原因

- 致病菌和高危因素：产后子宫内膜炎一般为来源于生殖道的 2~3 种需氧菌和厌氧菌的混合感染。支原体在子宫内膜炎发病中的作用尚不清楚。性传播感染，如奈瑟双球菌和沙眼衣原体感染为常见的非妊娠相关的盆腔炎的致病原因，不是产后子宫内膜炎的常见原因。沙眼衣原体在晚发型（分娩后 2~3 周）者中更加普遍。梭状芽胞杆菌、产气荚膜杆菌和链球菌感染所致的子宫内膜炎并不多见，但病情更加严重

  剖宫产为产后子宫内膜炎发生最重要的危险因素，尤其是产程开始后进行的剖宫产。如果孕妇接受了预防性的抗生素治疗，临产后手术者产后子宫内膜炎的发生率为 11%，选择性剖宫产的产后子宫内膜炎发生率为 1.7%；如果没有接受预防性的抗生素治疗，对应的风险分别为 28%、3.5%。阴道分娩后的产后子宫内膜炎的发生率不足 3%。其他高危因素包括产程延长、破水时间长、宫颈检查多、羊水粪染、手取胎盘、妊娠期糖

尿病、重度贫血、早产、过期妊娠、手术
助产

- 临床表现：产后发热，心动过速伴体温升
  高，下腹疼痛以及子宫压痛为主要临床表
  现。某些孕妇也可表现为脓性恶露、寒战、
  头痛、萎靡不振、厌食等。查体可见子宫稍
  软、复旧不全，血白细胞及中性粒细胞进行
  性增多。产后子宫内膜炎无特异性的 B 超
  表现

  症状和体征的出现取决于几个因素，包括宫
  内感染是发生于产前、产时还是产后，感染
  的细菌类型（如 A 族链球菌感染往往较早出
  现发热）

- 诊断：产后子宫内膜炎的临床诊断主要基于
  产后发热并且经详细检查后不能用其他原因
  解释。当出现上述一个或以上的临床表现时
  可以支持诊断，但这些表现并非特异。尤其
  像中下腹疼痛和子宫压痛在剖宫产后很常
  见，轻微的疼痛也可见于阴道分娩后。难闻
  的黄红色恶露也可见于正常分娩后。需要详
  细的体格检查及影像学检查以除外其他原因
  的感染，如伤口感染、乳腺炎、乳腺脓肿、

泌尿系统感染、呼吸系统感染及盆腔血栓性静脉炎

- 治疗：建议使用静脉广谱抗生素。口服抗生素可作为患者出院后的巩固治疗，或者用于轻度子宫内膜炎患者，尤其是阴道分娩后的患者。克林霉素（900mg，静脉 q8h）加庆大霉素（5mg/kg qd 或 1.5mg/kg q8h）为常用的有效抗炎方案，治愈率可达 90% ~ 97%。对于肾功能不全者，可使用氨苄西林/舒巴坦（1.5g，q6h）或第二代头孢菌素。其他药物包括头孢替坦、头孢西丁、头孢唑肟、哌拉西林——有或无三唑巴坦和氨苄西林/舒巴坦的治疗效果与克林霉素加庆大霉素相似。甲硝唑治疗厌氧菌感染效果较好。但不适用于母乳喂养的产妇。近年来耐克林霉素的厌氧菌，如脆弱类杆菌感染逐渐增多并且耐药程度随不同地区及机构而不同，可采用氨苄西林/舒巴坦（1.5g，q6h）。对于 B 族链球菌感染，推荐加用氨苄西林或氨苄西林/舒巴坦。抗生素治疗的疗程需待临床症状及体征改善且体温正常至少 24 小时后。成功的静脉抗生素治疗后不

推荐常规改为口服。但是如果有菌血症存在（血培养阳性），则推荐停用静脉抗生素后改口服抗生素以完成 7 天的疗程

（宋英娜）

◆ 产后血栓性静脉炎

为罕见的产后并发症，在阴道分娩中发生率为 1/9000，在剖宫产中的发生率为 1/800。包括两种类型，即卵巢静脉血栓性静脉炎和盆腔深部血栓静脉炎。两者的发病机制相同，但临床表现有所差别。前者通常发生于产后 1 周之内。症状包括发热、患侧腹痛、背痛。也可伴有恶心、呕吐及其他胃肠道表现，但通常比较轻微。体征与子宫内膜炎类似，可有盆腔的压痛。而对于盆腔深部血栓性静脉炎，发热和寒战往往是唯一的症状，并且症状出现的更早，一般在产后 3~5 天内。通常没有明显的盆腹腔压痛。

1. **诊断**：血栓性静脉炎的诊断通常是基于排除诊断。当产后出现持续的不能解释的发热且常规抗生素治疗无效时应考虑此诊断。没有特异性的实验室检查，多数患者可有白细胞计数增多，血培养通常阴性。彩色多普勒超声检查、CT、MRI 有时可以协助诊断。大约 20% 的卵巢静脉血栓性静脉炎患者可以显示静脉内血栓。阴性的影像学检查结果不能除外血栓性静脉炎的诊断。

2. 治疗

- 抗生素治疗：推荐采用对链球菌、肠杆菌科和厌氧菌敏感的抗生素，至症状体征消失后至少 48 小时

- 抗凝治疗：采用低分子肝素 100IU/kg，q12h 皮下注射。如果未发现形成血栓的证据或没有高凝状态，推荐抗凝治疗持续至症状体征缓解 48 小时后。如果有盆腔分支静脉形成血栓的证据，则抗凝治疗需维持至少 2 周。如果盆腔静脉广泛血栓形成累及卵巢静脉、髂静脉或下腔静脉，则抗凝治疗需维持至少 6 周并密切随诊

（宋英娜）

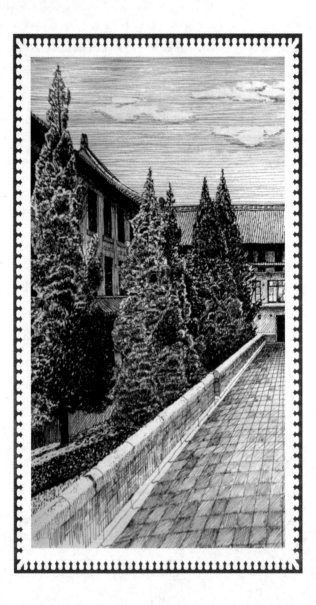

新生儿复苏

1. 复苏准备

- **人员准备：**至少一名熟练掌握初步复苏技能的医务人员在场专门负责新生儿

  高危孕妇分娩时需要组成儿科医师参加的复苏团队

  多胎妊娠，每名新生儿都应有专人负责

- **设备准备：**打开辐射暖箱电源

  检查复苏器械和用品

- **器械准备：**吸球、吸引器、吸引管、胎粪吸引管、吸氧设备、8号胃管、注射器（1ml、5ml、10ml、20ml、50ml）、婴儿复苏气囊、面罩、氧气设备、氧饱和度监测仪及传感器、脐静脉管、喉镜、气管插管、金属芯、剪刀、手套、辐射保暖台、听诊器

- **药品准备：**肾上腺素 1：1000 （稀释成 1：10000），生理盐水

2. 初步复苏

- **快速评估：**

  出生后立即用几秒钟的时间快速评估 4 项指标：

  ✓ 是否足月？

  ✓ 是否有哭声或呼吸？

✓ 肌张力是否好?

✓ 羊水是否清?

如以上任何 1 项为"否",则进行以下初步复苏。

- 初步复苏

✓ 保持体温:室温 25~28℃,(吸引后)将新生儿放在辐射热源下(32~34℃),

✓ 开放气道:新生儿仰卧或侧卧,颈部轻度仰伸,摆成"鼻吸气"体位,以开放气道

✓ 清理呼吸道

无胎粪污染:

* 用吸球或吸管(12~14F)先口咽后鼻(M 在 N 之前)清理分泌物

* 吸引时间应<10 秒,吸引器的负压不超过 100mmHg(13.3kPa)左右

有羊水胎粪污染:清理呼吸道在前,擦干在后

* 评价有无活力:有活力表现为呼吸有力、心率>100 次/分、肌张力好。反之为无活力(具备 1 条即可)

* 有活力:继续初步复苏

无活力:应在 20 秒内完成气管插管

及用胎粪吸引管吸引胎粪

✓ 擦干和刺激：快速彻底擦干头部、躯干、四肢，拿掉湿毛巾，用手拍打或手指弹患儿的足底或摩擦背部 2 次以诱发自主呼吸

3. 正压通气

● 正压通气指征：无呼吸或喘息样呼吸，心率<100 次/分

对有以上指征者，要求在"黄金 1 分钟"内实施有效的正压通气

如果新生儿有呼吸，心率>100 次/分，但有呼吸困难或持续发绀，应清理气道监测脉搏血氧饱和度，可常压给氧或正压通气

● 正压通气准备

✓ 选择适当大小的面罩：带垫，面罩边缘覆盖新生儿下巴、口鼻，不覆盖眼睛

✓ 确认气道通畅，连接正压通气装置（动充气式气囊，气流充气式气囊，T 组合复苏器）

✓ 用氧连接脉搏血氧饱和度仪足月儿开始用空气，早产儿开始给 21%～40%的氧，根据血氧饱和度调节氧浓度

    ✓ 摆正婴儿头部位置

    ✓ 操作者站在婴儿侧面或头侧位置

- 正压通气操作

    ✓ 放置面罩：先覆盖下颌再覆盖口鼻，通气时口略张开，保证密闭

    ✓ 正压通气：呼吸次数：40 ~ 60 次/分，在念"呼吸"时挤压气囊或堵塞 T 组合复苏器的 PEEP 帽，念 2、3 时放松，预先设定吸气降压 20 ~ 25cmH_2O、呼气末正压 5cmH_2O

- 评估和处理：有效正压通气 30 秒后

    ✓ 心率<60 次/分，应气管插管改善：胸外按压

    ✓ 心率>60 次/分，但<100 次/分，继续正压通气，注意：如果时间过长，经口插入胃管，同时注意有无气胸、低血容量等情况

    ✓ 心率>100 次/分，可逐步减少并停止正压通气，根据脉搏血氧饱和度，决定是否常压给氧

4. **气管插管和喉罩气道插入**

- 气管插管

    气管插管指征：

✓ 羊水胎粪污染新生儿无活力时，通过气管导管吸引胎粪

✓ 气囊面罩正压人工呼吸数分钟不能改善通气，或气囊面罩正压人工呼吸无效者

✓ 有利于人工呼吸和胸外按压更好的配合

✓ 静脉途径未建立前，通过气管导管给肾上腺素

✓ 特殊情况：极度早产、给表面活性物质、怀疑膈疝

✓ 气管插管准备

器械和用品：喉镜、镜片、气管插管、金属管芯、二氧化碳监护器或检测器、吸引装置、胶布、剪刀、口腔气道、胎粪吸引管、听诊器、正压通气装置、脉搏氧饱和度仪和婴儿传感器

✓ 气管插管的选择

导管内径（mm）	新生儿体重（g）	孕周数（w）
2.5	<1 000	<28
3.0	≥1 000≤2 000	≥28≤34
3.5	>2 000≤3 000	>34≤38
3.5~4.0	>3 000	>38

- 气管插管操作：

  ✓ 摆正体位和正压给氧：用右手稳住新生儿的头部在"鼻吸气位"，插管前正压人工呼吸和给100%氧。整个过程中应常压给100%氧气

  ✓ 打开喉镜：打开电源，左手持喉镜，在拇指与第2或第3手指间，镜片朝外。应有1或2个手指空闲，靠在新生儿面部提供稳定性

  ✓ 插入喉镜：喉镜镜片应沿着舌面右边滑入，将舌头推至口腔左边，推进镜片直至其顶端达会厌软骨谷，即刚超过舌根

  ✓ 左移镜片：镜片稍左移，抬起舌头暴露咽喉区。上提时需将整个镜片平行朝镜柄方向移动，不可上撬镜片顶端来抬起镜片，而把镜柄后拉

  ✓ 寻找解剖标记：上方看到会厌软骨，下方看到打开的声门和声带，声带看起来像声门两侧的垂直条纹，或像反向的字母"V"，向下用力压环状软骨有助于看到声门

  ✓ 插入气管导管：当声门张开时，插入导管

顶端，直到导管上的声带线达声门水平。如声门关闭，可采用 Hemlish 手法（助手用右手示指和中指在胸外按压的部位向脊柱方向快速按压 1 次）促使呼气产生

✓ 撤出喉镜：右手固定面部，将导管紧贴在唇上和/或用一个手指按在患儿上腭。左手小心撤出喉镜，而不移动导管。如有管芯，将其从气管导管内撤出

✓ 胎粪吸引或正压通气

✓ 检查导管位置

插管成功的判断

* 呼气时，雾气凝结在管内壁

* 每次呼吸时胸廓起伏对称

* 听诊双肺呼吸音一致，且胃部无呼吸音

* 胃部无扩张

* 心率、血氧饱和度、新生儿反应好转

* CO_2 检测仪显示由紫色变黄色

体重估计管端-上唇距离：

体重（kg）	插入深度（cm 端唇距离）
1	6 ~ 7
2	7 ~ 8
3	8 ~ 9
4	9 ~ 10

X 线正确位置：导管管端应在锁骨或稍下水平

- 喉罩气道插入

  喉罩气道使用指征：

  ✓ 气囊面罩正压通气无效

  ✓ 气管插管不可能或不成功

  ✓ 可用于腭裂、小下颌、大舌等畸形患儿

  注意：喉罩气道可以为体重 ≥ 2000g 或胎龄 > 34 周的新生儿气管插管的替代物。但喉罩气道不能用于气道内吸引胎粪，也不能用于较小的早产儿，胸外按压及气管内给药依据尚不充分

  喉罩气道插入准备：

  ✓ 物品准备：手套、排除空气的喉罩气道

  ✓ 检查喉罩气道充气囊是否漏气

喉罩气道插入操作：

✓ 像拿钢笔一样将气道管握在示指，边圈不充气

✓ 张开新生儿口腔，并引导喉罩的背部或平坦部紧靠婴儿口腔顶部（硬腭）。喉罩的背部是不开口的部分

✓ 用你的示指引导喉罩沿着婴儿硬腭至喉部直到你感觉有阻力

✓ 用你另外一个手保持气道导管的位置，由婴儿口腔撤出手指

✓ 用 5ml 注射器将 2~4ml 空气注入面罩边圈，使其扩张

✓ 确认位置，并固定喉罩气道：肺两侧呼吸音相同，SpO_2 增加，胸廓起伏对称，二氧化碳检测器变色

● 胸外按压

✓ 胸外按压指征：经过 30 秒有效的正压通气，心率仍低于 60 次/分，在进行正压通气的同时，进行胸外按压

✓ 胸外按压准备

两个人，一个人负责胸外按压（站于新生儿右侧），另一人负责正压通气（站于新

生儿头侧）

✓ 胸外按压操作方法

* 手法：拇指法：两个拇指按压胸骨，双手绕新生儿躯干，其他手指支撑脊柱

  双指法：中指加示指或中指加无名指，指尖按压胸骨，另一手支撑新生儿背部

* 位置：按压位置在两乳头连线中点的下方，即胸骨下 1/3，同时避开剑突

* 按压的力度与深度：按压胸骨的深度为胸廓前后径的三分之一，按压时手指不离开胸壁

* 与正压通气配合：胸外按压和人工通气的比率为 3:1

  操作时胸外按压着大声数数，胸外按压着边按边大声数"1-2-3-呼"，正压通气者在"呼"时挤压气囊，在"1"时放松

✓ 再次评估：在按压与通气进行 45~60 秒后，停下来测定心率

● 心率持续低于 60 次/分，应用药物肾上腺素

● 心率大于 60 次/分，停止胸外按压，以 40~60 次/分继续正压通气

- 药物
  - ✓ 药物使用前准备——脐静脉置管
    - * 用抗菌溶液清洁脐带，沿脐根部用线打一个松松的结
    - * 用生理盐水预注入 3.5F 或 5F 脐静脉导管
    - * 连接导管与三通及注射器。关闭连接导管的三通防止体液流失和空气进入
    - * 使用无菌操作，离皮肤线约 1~2cm 处用手术刀断脐带。将导管垂直插入至穿过脐轮，再向上插入导管，插入导管深度为 2~4cm（早产儿更短）
    - * 直到打开导管和注射器间的三通，轻轻抽吸注射器出现回血即可
  - ✓ 药物使用
    - \# 肾上腺素：
      - * 肾上腺素增加心脏收缩的强度和速率及产生外周血管的收缩
      - * 使用指征：100% 氧正压通气和胸外按压 45~60 秒，心率仍<60 次/分
      - * 首选静脉给药：1:10000 溶液 0.1~0.3ml/kg（0.01~0.03mg/

kg），吸于 1ml 的注射器中给药

* 在静脉途径未建立前，可气管导管内给药，1∶10000 溶液 0.5～1.0ml/kg（0.05～0.1mg/kg），吸于 3ml～5ml 的注射器中给药

* 每隔 3～5min 重复注入相同剂量。如首次给药通过气管导管，重复给药需通过脐静脉给予

扩容：

* 扩容的指征：新生儿对复苏无反应，并呈现休克（肤色苍白、脉搏微弱、心率持续低，尽管有效的复苏努力，循环状况无改善），或有胎儿失血的历史（如阴道大量出血、胎盘剥离、前置胎盘或胎胎输血等）

* 扩容液：生理盐水（推荐）

* 剂量和途径：剂量为 10ml/kg，通过脐静脉，5～10 分钟以上稳定缓慢静脉注射，如好转不明显可重复 1 次

* 好转指征：心率应增加，脉搏应有力，苍白应改善，血压应增加

• 早产儿复苏

✓ 早产儿复苏额外准备：增加训练有素的人员，包括能熟练掌握气管插管和脐静脉插管的人员；额外的维持体温的措施；压缩空气气源，空氧混合仪，脉搏氧饱和度仪

✓ 早产儿复苏需关注的问题

早产儿保温：

* 增加室内温度，对孕周<28周的新生儿，产房的温度应保持至少26℃

* 预热辐射保温台

* 在复苏台上放置轻便的加温热垫

* 对小早产儿用塑料膜保温

复苏用氧：

* 应用脉搏氧饱和度仪和空氧混合仪

* 开始正压通气的氧浓度应低于65%

* 复苏时用空氧混合仪和脉搏氧饱和度测定仪，在经皮氧饱和度监测下调整给氧浓度，使氧饱和度逐渐增加到目标值（见下表）

* 当氧饱度超过到95%时，停止用氧

生后 1~10min 的目标值

1 min	60%~65%
2 min	65%~70%
3 min	70%~75%
4 min	75%~80%
5 min	80%~85%
10 min	85%~95%

早产儿辅助通气：

* 推荐使用 T-组合复苏器
* 表面活性物质：对极不成熟早产儿，根据病情选择肺表面活性物质
* 胎龄<30 内、有自主呼吸，或呼吸困难的早产儿，产房内尽早使用持续气道正压通气

减少早产儿颅脑损伤：

* 操作要轻巧
* 要监测血压，保持颅压稳定
* 避免过高的气道压力
* 避免输液速度过快
* 避免使用高渗药物

● 特殊情况

✓ 气胸：
  * 易感人群：正压人工呼吸，发生气胸的机会增加，尤其有胎粪污染及肺部畸形者
  * 检查方法：患侧呼吸音减低，X 线检查，冷光源胸部透照，经皮导管针或胸导管穿刺
  * 治疗：放置经皮导管针或胸导管进入胸腔内引流治疗
✓ 先天性膈疝
  * 膈肌未完全形成，腹部内容进入胸腔
  * 临床表现：持续呼吸困难，常有舟状腹
  * 怀疑先天性膈疝者不能进行气囊面罩正压人工呼吸，应即刻进行气管插管，并插双腔经口胃管排空胃内容

附图：

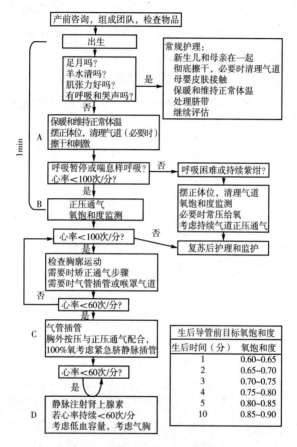

中国新生儿复苏流程图

来源：《中国新生儿复苏指南（2016年北京修订）》

（张乐嘉）

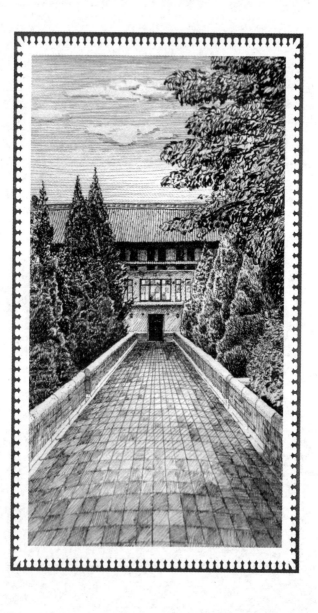

特殊的产科手术

◆ 前置胎盘剖宫产若干问题

前置胎盘的发病率为 1/200，因妊娠中期胎盘前置状态者仅 10% 持续存在，故应在 28~30 周后诊断。根据胎盘与宫颈内口的关系分为完全性前置胎盘、部分性前置胎盘、边缘性前置胎盘和低置胎盘。

1. 前置胎盘的高危因素

- 流产史、宫腔操作史、产褥感染史
- 前次剖宫产史
- 高龄
- 多产
- 多胎妊娠
- 吸烟

2. 前置胎盘的术前评估

- 超声：建议经阴道超声，胎盘边缘未达到宫颈内口时需测量胎盘边缘距内口的距离，胎盘边缘覆盖宫颈内口时需测量超过宫颈内口的距离（精确到 mm）。经腹超声的假阳性率高，如膀胱过度充盈可导致 20% 的假阳性率，除非明确为完全性前置胎盘，应做阴道超声。阴道超声诊断前置胎盘的敏感性为 87.5%，特异性 98.8%，阳性预测值 93.3%，阴性预测值 97.6%

- 胎盘植入的超声表现：①胎盘内多个不规则的无回声区伴丰富血流信号；②胎盘与子宫分界不清；③伴膀胱壁连续性中断；④子宫肌层变薄（<1mm）
- MRI：用于怀疑胎盘植入，超声不能明确诊断者；或评估胎盘植入累及的范围

3. **终止妊娠时机**：胎盘植入者妊娠 36 周后、完全性前置胎盘妊娠 37 周后、边缘性前置胎盘妊娠 38 周后择取剖宫产终止妊娠。当出现大出血休克、胎儿窘迫、临产后出血多短期内不能分娩者，需紧急剖宫产。

在有条件的医疗机构，部分患者可在备足血源和严密监护下阴道试产，包括边缘性前置胎盘或低置胎盘、胎位正常、出血少者；部分性前置胎盘宫口已扩张，估计短时间内可结束

分娩者。

终止妊娠时充分备血、预防性使用抗生素。

4. 手术原则

- 充分评估胎儿大小及胎位、胎盘位置、有无胎盘植入

- 充分准备：备血、止血用品、备子宫切除和栓塞、相关人员到位

- 术中处理：快速娩出胎儿、减少失血量、防止副损伤，纠正凝血异常和失血性休克

5. 手术要点及注意事项

- 充分下推膀胱，以利于手术止血或切除子宫。观察子宫表面有无血管怒张、触摸下段与胎先露间有无海绵样组织，以评估胎盘位置，选择子宫切口

- 子宫切口的选择：原则上尽量避开胎盘，减少失血

  ✓ 前壁胎盘：根据胎盘定位及胎位，灵活选择子宫切口，尽量避开胎盘（如宫体部纵切口），或在子宫下段尽量选择胎盘较薄处横行或纵行切开并胎盘打洞，前者后期处理胎盘床出血时较困难，后者即刻出血多，需立即娩出胎儿，并及时止血

✓ 非前壁胎盘：可选择子宫前壁下段横切口，避开胎盘在其上方切开子宫

- 胎儿娩出后：子宫切缘钳夹止血，待子宫收缩后等待胎盘自然剥离，剥离面尚未形成时切忌强行徒手剥离胎盘导致层次不清止血困难。剥离面出血多时按产后出血处理，分别给予子宫按摩、促宫缩药物治疗、局部缝扎及压迫止血（如各种子宫压迫缝合术）、子宫动脉结扎、宫腔填塞（纱布、球囊），必要时切除子宫

- 植入胎盘的处理：胎盘剥离过程中如发现合并植入胎盘，不能强行剥离，应根据植入面积的大小，分别处理

✓ 保守治疗（保留子宫）：适用于植入范围小、生命体征平稳、出血量不多者，可采用保守性手术：局部缝扎止血、局部 8 字缝合、间断环状缝合或各种子宫压迫缝合法（如 B-Lynch 缝合）、压迫止血，梭性切除部分子宫肌壁、子宫动脉结扎等。如剥离困难且出血不多可将部分胎盘或全部胎盘留在宫腔内，以后 MTX 或栓塞治疗

✓ 子宫切除术：适用于无生育要求、植入范

　　围大难以保留子宫、或术中出血多难以控
　　制者

- 产后出血止血治疗的同时，应积极抗休克、
  纠正凝血功能
- 术后仍活跃出血者可行子宫动脉栓塞术

◆ B-Lynch 缝合术

也称子宫背带缝合，是子宫加压缝合术中最常用的缝合方法，通过垂直压迫横行进入子宫的血管而达到机械性止血的目的。效果肯定，并发症少。

- 适应证
  - ✓ 常规治疗无效的子宫收缩乏力性出血
  - ✓ 胎盘因素或凝血因素导致的产后出血
  - ✓ 多用于剖宫产术中，或开腹止血时
- 手术方法
  - ✓ 做子宫下段切口或剪开原来子宫上的缝线，清除宫腔内的血块
  - ✓ 将子宫置于腹腔外，并压迫子宫观察止血效果，经压迫后子宫出血明显减少者适用于此法
  - ✓ B-Lynch 缝合子宫（图 1）：用可吸收线在

子宫下段切缘下 3cm 距右侧缘 3cm 处垂直进针穿入子宫前壁，在子宫切缘上方 3cm 出针穿出子宫前壁，越过子宫底部压在距右宫角 3~4cm 处，到达子宫后方在子宫后壁切口高度的相应部位进针，相反的方向缝合左半侧，最后将左右缝线拉紧打结，使子宫呈纵向压缩状，子宫切口按常规缝合

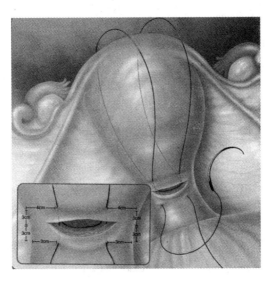

图 1　B-Lynch 缝合

- ✓ 子宫局部出血者，可采用补丁缝合法
  （Cho 缝合），即在子宫出血局部采用可吸
  收线贯穿缝合前后壁，达到压迫止血的目
  的（图 2）
- ✓ 常规缝合子宫切口

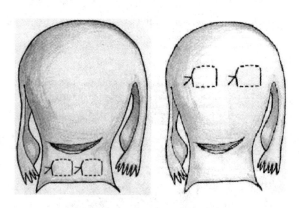

图 2　Cho 补丁缝合

- 注意事项
  - ✓ 先压迫子宫判断效果确切后，再实施
    B-Lynch缝合，可提高成功率
  - ✓ 并发症：罕见，包括缝线脱落导致的肠道
    嵌顿

◆ 会阴裂伤缝合术

1. 缝合原则

- 彻底止血
- 按解剖层次逐层缝合裂伤
- 软产道血肿应切开血肿，清除积血并止血后再给予缝合
- 必要时可置橡皮引流，或油纱卷压迫

2. 会阴Ⅲ~Ⅳ度裂伤缝合术：指肛门括约肌裂伤（Ⅲ度）或合并直肠黏膜裂伤（Ⅳ）

- 评估：仔细检查裂伤程度范围，以免遗漏。怀疑Ⅲ度裂伤者，患者做缩肛运动无力，可见肛门括约肌断裂，Ⅳ度者直肠黏膜裂开
- 准备
  - ✓ 器械：鼠齿钳 2 只、持针器、血管钳、剪刀、齿镊、可吸收缝线（3/0 和2/0），纱垫或纱布，阴道尾纱

✓ 助手：至少1名

✓ 麻醉充分：可静脉麻醉或连硬外麻醉（手术室），或0.5%~1%利多卡因双侧坐骨棘内会阴神经阻滞麻醉

- 手术步骤及方法

✓ 消毒，铺巾，放置阴道尾纱

✓ 缝合直肠黏膜：确定伤口顶端，自顶端开始，用3/0人工合成可吸收线连续或间断缝合，避免缝合到直肠黏膜

✓ 缝合直肠阴道筋膜：2/0人工合成可吸收线连续缝合直肠阴道筋膜，以减少死腔，加强阴道直肠隔。注意避免缝入直肠

✓ 缝合肛门括约肌：确定肛门括约肌末端，适当游离，鼠齿钳钳夹断端，对合，观察是否能有效收缩肛门。用2/0人工合成可吸收线重叠缝合3针，效果优于端端缝合或丝线8字缝合。部分断裂者可端端缝合

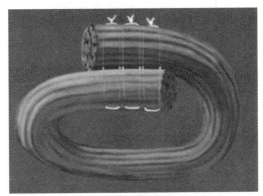

重叠缝合

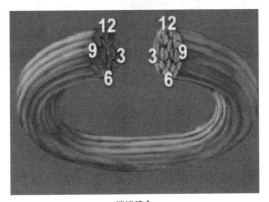

端端缝合

图 3　会阴裂伤缝合法

✓ 缝合阴道：自阴道顶端开始缝合，使用 2/0 人工合成可吸收线连续缝合，关闭处女膜环

✓ 缝合会阴体

✓ 检查修复效果：直肠指检，评价直肠黏膜的完整性、肛门括约肌是否完整，注意有无直肠黏膜缝线穿透

3. **注意事项**

- 彻底止血，解剖清晰
- 第一针缝合应超过裂口顶端
- 防止穿透直肠黏膜，形成瘘管
- 如有问题，需再次修复
- 书写手术记录
- 抗生素预防感染，保持排便通畅

4. **并发症**：感染、伤口裂开、血肿、直肠阴道瘘、直肠皮下瘘、会阴脓肿、肛门失禁、性交困难

（高劲松）

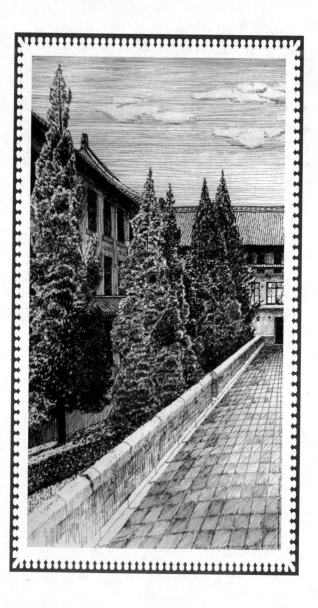

产科超声检查

1. **产前超声检查的目的与要求**：产前超声检查的目的是确定胎儿生长发育情况，观察胎盘羊水等胎儿附属物，筛选高危胎儿，诊断胎儿畸形，为胎儿父母和产科医生提供重要的遗传咨询依据。一般在妊娠 10~14 周进行第一次超声检查，测量头臀长、颈部透明带厚度等指标，以确认胎龄、筛选高危胎儿等。于妊娠 18~24 周进行第二次超声检查，系统观察胎儿各器官系统发育状况、有无畸形、胎儿附属物状况等。妊娠 28~32 周进行第三次超声检查，以估计胎儿体重、确定胎位、评价胎儿血供、胎盘羊水变化情况，胎儿有无迟发畸形等。

2. **判断宫内妊娠早期胎囊是否正常**：首先观察胎囊的位置，正常时胎囊应在近宫底处，若胎囊移至宫体或宫颈处为胎囊位置下移，有流产的可能。有剖宫产病史者，胎囊位于宫腔下段，应注意有无瘢痕妊娠的可能。正常胎囊呈圆形、椭圆形无回声区，周边的较强回声环形结构，为绒毛膜回声。妊娠囊形态不规则，张力低为异常表现。胎囊平均直径增长速度 $1mm/d$，生长速度慢或停滞均为异常表现。

3. **胚胎停育时的超声表现**：经腹部超声检查可

诊断胚胎停育的情况有 CRL>5mm 而没有原始心管搏动、胎囊平均直径>20mm 而无卵黄囊出现、胎囊平均直径>25mm 而未出现胎芽。一般建议 1 周后复查，二次超声提示胚胎停育才能确诊。

4. **早期妊娠根据超声指标估测胎龄的方法**：头臀长（CRL）是妊娠 8~12 周估测胎龄的最准确方法。预测妊娠周简易公式：妊娠周 = CRL（cm）+6.5。CRL 指胎儿在自然状态下，头顶至臀部下缘的最大距离。测量时应注意勿将胎儿下肢及卵黄囊测量在内。

根据胎囊发育的超声指标，可粗略估计胎龄：经腹部检查时，5~6 周可显示胎囊，6~7 周可显示胎芽，7~8 周可显示心管搏动，9~10 周胎盘雏形出现，11~12 周胎儿颅骨可显示并可测量胎头双顶径。经阴道检查时，4 周可见胎囊，5 周可见胎芽，5~6 周可见心管搏动。

5. **中晚期妊娠常用的胎儿生物学指标测量方法和价值**

- 双顶径（BPD）：是临床应用最早、最广泛的估测胎龄的方法，测量双顶径的方法有多种，一般采用的测量方法为：在胎儿丘脑和第三脑室的横断面上（脑中线居中，显示丘脑及透明隔腔，不显示小脑和侧脑室体部），测量点置于近场侧颅骨外缘和远场侧颅骨内缘。受胎头方位、胎儿头型以及测量平面选择不当等因素影响，双顶径预测妊娠周有一定误差，妊娠周 < 20 周误差为 1 ~ 1.5 周，20 ~ 30 周误差为 1.5 ~ 2.0 周，> 30 周误差为 3 ~ 3.5 周

- 头围（HC）：胎儿头围测量标准切面与双顶径切面相同，测量整个颅骨光环外缘的周长，不包括头皮及皮下组织。头围受胎头形状的影响较双顶径小，是妊娠晚期尤其是34 周以后估测胎龄的良好指标。对于异常型胎头、臀位等情况，采用头围估测胎龄较为适宜

- 腹围（AC）：胎儿腹围测量切面为经过肝脏及脐静脉的腹部横切面，该切面的标志为胃泡及门静脉窦，不应显示肾脏及心脏。测量曲线置于腹部皮肤外缘。如腹围测量平面过高或过低，均会造成测值偏小；取斜切面测量则会造成测值过大。腹围大小直接反映胎儿内脏器官的发育情况及营养状态。腹围的

增长与胎儿孕龄关系密切，在妊娠晚期可补充胎头双顶径估测胎龄的不足

- 股骨长（FL）：测量标准切面为股骨长轴切面，同时显示两侧骨骺，使股骨长轴尽量垂直于声束，测量点为股骨两端骨干与骨骺的交界处。股骨长在晚期妊娠估测误差较其他径线小

6. **胎儿宫内生长受限（FGR）的超声表现**：胎儿体重位于相应妊娠周 10%分位数以下或小于（平均值−2SD）时，可诊断FGR。分为对称性和非对称性两种。

- 对称性：多见于染色体异常胎儿或早期妊娠受病毒感染的胎儿，常于中期妊娠时即出现头、腹部、四肢等个部位超声测值对称性小

- 非对称性：多见于妊娠高血压、糖尿病等因素导致的胎盘功能不足的胎儿，常于妊娠晚期出现，超声测值中腹围、股骨长减小较双顶径明显，头围/腹围比值增大，羊水少，脐动脉阻力增高，大脑中动脉阻力降低，流速增高

7. **正常胎儿颅内结构的超声表现**：大脑低级中

枢最早发育，早期妊娠晚期超声可显示占据颅内主要空间的对称的双侧侧脑室和其内的脉络丛，中期妊娠早期可显示丘脑、中脑、小脑等结构，中期妊娠晚期上述结构所占比例逐渐缩小，大脑皮质等高级中枢明显增大、增厚并形成沟回。超声可显示的颅内结构包括低至无回声大脑皮质、丘脑、中脑、小脑等脑灰质和白质组织；中强回声的尾状核、小脑蚓部等；无回声的脑室系统和部分蛛网膜下腔（如小脑延髓池）；脑室壁、脉络丛、包绕在血管周围和脑实质表面的软脑膜为强回声。

8. 超声可诊断哪些中枢神经系统异常？

- 脑室扩张：中晚期妊娠，侧脑室体部宽度 >10mm 即为脑室增宽，>15mm 为重度扩张，又称为脑积水。重度扩张多是脑室系统梗阻所致，以中脑导水管狭窄最为常见。10~15mm 的轻度扩张如无进展，多为全身其他系统异常，如胎儿染色体异常、心衰、病毒感染等，也可见于正常胎儿。非对称性扩张多是一侧室间孔病变或局部病变所致

- 神经管发育异常

  ✓ 无脑儿：中期妊娠早期即可诊断，超声可

见眼眶上方头颅骨完全缺失，早期脑组织暴露于羊水中，称露脑畸形；后期脑组织完全退化消失

✓ 脑膜脑膨出：由中线部位颅骨局部缺损导致，以枕部、额部及顶部常见。超声可见颅骨局部连续性中断，脑膜从缺损处突出于颅外，呈一囊性无回声区，如有脑组织疝出，则无回声区内有实性成分

✓ 脊柱裂及脊髓脊膜膨出：脊柱裂由脊髓周围椎管闭合不全所致，如同时合并表面皮肤不完整称开放性脊柱裂。超声表现为局部脊柱排列异常，横切面两侧椎弓骨化强回声距离增宽或呈 V 形或 U 形开放状，合并脊髓脊膜膨出时可在病变处显示向外膨出的囊性或囊实性包块，严重者小脑可疝入椎管中。隐性脊柱裂超声产前诊断敏感性较低

• 脑中线结构发育异常

✓ 前脑无裂畸形：超声表现为脑中线不完整，仅见一积水脑室位于脑前部，丘脑融合，常合并面部异常，如独眼、喙鼻、正中唇裂等。严重者妊娠 12 周左右即可诊断

✓ Dandy-Walker 综合征：是小脑蚓部发育不良导致，妊娠 18 周后可以诊断。完全型超声表现为双侧小脑半球完全分离，无小脑蚓部回声，小脑延髓池增宽。如果仅为蚓部部分缺失，称为部分型或变异型

✓ 胼胝体发育不良：完全型胼胝体发育不良超声表现为透明隔腔消失，侧脑室前角距离增宽、后角轻度扩张致侧脑室呈水滴状，第三脑室扩张上移形成脑中线囊肿。部分型胼胝体缺失产前超声难以确诊

● 脑实质破坏：多是脑组织先天发育异常或脑血管意外引起，包括脑孔洞畸形、积水性无脑畸形等。脑孔洞畸形是脑缺血、出血、感染或创伤所致，超声表现为脑实质处的囊性占位，内充满脑脊液，多与脑室或蛛网膜下腔相通，常较大，可与邻近脑室相通，表现为非对称性脑室扩张

● 脑出血：脑室内出血、脑实质内出血等，多发生于妊娠中晚期，出血部位可位于脑室内、脑实质、硬脑膜或蛛网膜下，急性期超声表现为强回声，随血肿液化逐渐转变为低至无回声，表现为颅内形态不规则的囊性

占位

- 神经细胞发育异常：包括小头畸形（神经细胞增殖异常）、裂脑畸形（神经细胞迁移异常）等。小头畸形见于多种遗传及环境因素导致的神经细胞增殖异常，如妊娠期感染、胎儿酒精综合征、颅缝早闭等，超声检查常于晚期妊娠时发现，表现为前额小、脑实质变薄、蛛网膜下腔增宽，颅缝早闭者可见颅骨形态异常，感染所致者可有颅内钙化灶。裂脑畸形表现为单侧或双侧对称性脑实质中断，出现裂缝样无回声

- 脑血管异常：Galen 动静脉瘘是最常见的脑血管发育异常，Galen 静脉位于脑中线处，汇入直窦。出现动静脉瘘时由 Willis 动脉环或椎基底动脉供血，常在妊娠晚期发现，可导致胎儿心衰。超声表现为中线位置无回声，内充满血流信号，为高速低阻动静脉瘘样频谱，彩色多普勒超声可确诊

- 颅内钙化灶：多位于脑室旁，可见于巨细胞病毒感染、弓形虫感染、结节性硬化、静脉窦血栓等病变

- 颅内肿瘤：实性肿瘤罕见，其中一半以上为

畸胎瘤，其他有胶质母细胞瘤、脑膜肉瘤、脂肪瘤等，多位于小脑幕上方

- 颅内良性囊肿：常见有脉络丛囊肿、蛛网膜囊肿等。蛛网膜囊肿可位于蛛网膜下腔处，为单纯性囊肿，多不合并其他畸形。脉络丛囊肿位于侧脑室脉络丛内，多在妊娠26周后自行消失，不合并其他异常者不影响预后

9. 胎儿颜面部的超声检查内容及颜面部畸形的超声诊断：颜面部超声检查包括冠状切面和正中矢状切面的检查。冠状切面可显示双侧眼眶（包括晶状体）、面颊、鼻腔、上唇和下唇形态，可除外无眼眶、独眼、眼距过大或过小、泪囊囊肿、喙鼻、单鼻腔、唇裂等畸形。正中矢状切面可显示前额、鼻骨、下颌等结构，可除外小头畸形、鼻骨缺失、小下颌畸形等。

常见的颜面部畸形包括：

- 唇腭裂：是鼻突与两侧上颌突汇合失败所致，缺陷位于中线旁，可单侧或双侧。单侧唇腭裂超声表现为一侧上唇及其对应部分的牙槽骨强回声连续性中断；双侧唇腭裂超声表现为双侧缺陷之间的上唇及原发腭部分呈结节状向前突起。单纯腭裂超声难以诊断。

正中唇腭裂缺陷位于中线处，主要见于前脑无裂畸形或面裂综合征。羊膜带综合征可导致不对称性唇腭裂，位置不典型，形态复杂

- 眼距异常：眼距过小多见于前脑无裂畸形，颅骨骨缝过早闭合等。眼距过大多见于 21 三体、额部脑膨出、正中面裂综合征等

- 小下颌畸形：是下颌骨缺失或发育不良所致。有一定的遗传性，也见于一些综合征和染色体异常中，如 18 三体、Pierre-Robbin 综合征等。超声表现为颜面正中矢状切面上下颌后缩，张口及吞咽动作不明显，可合并羊水过多。胎儿出生后因舌后坠易出现窒息及脑部损伤

- 前脑无裂畸形导致的颜面部畸形：较为特异，包括独眼、眼距过小；喙鼻、单鼻孔；正中唇腭裂等

10. 胎儿颈部透明带、颈背部皮肤厚度、颈部淋巴水囊瘤的超声标准和临床意义

- 颈部透明带（NT）测量方法：妊娠 10~14 周于胎儿正中矢状切面观察胎儿颈后部皮下低回声区，取样点置于低回声带两侧测量其厚度。通常采用的标准为 ≥2.5mm（10~11

周）或≥3mm（12~13 周）为 NT 增厚

- 颈背部皮肤厚度测量方法：妊娠 16~20 周 于胎儿枕下-前囟横切面进行测量，测量点 分别置于枕部颅骨外缘及皮肤外缘，厚度≥ 6mm 为增厚

- 颈部淋巴水囊瘤超声表现：环绕胎儿颈部的 无回声，多位于颈后部，内可见分隔

- 三个指标均为颈部皮下水肿或淋巴管发育异 常所致，在染色体异常、心脏畸形、骨骼系 统异常的胎儿中发生率明显增高。少数正常 胎儿在发育过程中可出现一过性的颈部透明 带增厚及颈背部皮肤增厚。颈部淋巴水囊瘤 最多见于 45，XO 胎儿中。超声发现应及时 进行染色体检查

11. 胎儿心脏超声检查的基本方法：最佳胎儿 心脏检查时间为妊娠 20~26 周，此时受肋骨干 扰少，胎儿活动度好，心脏各结构显示清晰。 胎儿心脏检查的步骤：确定胎儿方位和左右； 判断心轴是否正常；显示四腔心、心室流出 道、动脉弓切面；显示静脉与心房的连接，正 常时上下腔静脉与右心房、肺静脉与左心房相 连；探测二、三尖瓣，主、肺动脉，动脉导管

处的多普勒血流信号；应用 M 型超声测定胎心率；观察有无心包积液及其他异常回声。

- 四腔心切面正常超声表现：心轴偏向左前方，左房最接近脊柱，右室最靠近前胸壁，心胸面积比为 1/4～1/3，双侧心室、心房大小基本相同；心室壁和室间隔厚度基本相同，右室内可见调节束回声，可见房、室间隔和二、三尖瓣形成完整的十字交叉结构，肺静脉与左房连接；房室瓣和房间隔运动方向正常，心室收缩正常。约 60% 的心血管畸形在四腔心切面上有异常表现。单纯四腔心切面能正常显示时，尚不能除外主、肺动脉狭窄、大动脉转位、法洛四联症、永存动脉干、主动脉弓缩窄、部分室间隔缺损、主动脉骑跨等

12. 胎儿胸腔病变的超声诊断：胎儿肺脏的正常发育取决于 3 个条件：足够的胸腔内空间、正常胎儿呼吸运动、肺泡和呼吸道内有足够的液体支撑。任何影响因素都可能导致肺发育不良，如胸腔内占位、胎儿中枢神经或肌肉发育不良、羊水少等。正常肺脏超声表现为均匀中等回声，随妊娠周增长回声逐渐增强。

胎儿胸腔病变主要为：

- 先天性囊性腺瘤样畸形（CCAM）：是最常见胎儿肺脏异常。根据其病理表现分为 3 型：Ⅰ型为大泡型，囊肿>2cm；Ⅱ型为小泡型，囊肿多为数毫米；Ⅲ型囊肿微小。Ⅰ、Ⅱ型超声表现为囊性或囊实性包块，因超声对囊肿的诊断较为敏感，故Ⅰ、Ⅱ型 CCAM 容易早期诊断。Ⅲ型超声表现为中强回声实性包块，回声接近肺脏回声，早期不易诊断，常因肿物造成心脏纵隔移位等继发表现后发现异常。CCAM 一半以上在妊娠晚期可缩小或自行消退，预后好

- 隔离肺：以左侧多见，为无功能的部分异常肺组织，血供来源于体循环。超声表现为切面呈类三角形的中强回声，与 CCAM Ⅲ型不易区别，当彩超显示血供来源于主动脉时可鉴别。部分病变位于膈肌下方，需与腹腔及腹膜后肿物相鉴别。预后良好，一半以上可自行消失或缩小

- 膈疝：多数见于左侧，右侧或双侧者少见。超声表现为胸腔内可见腹部脏器回声，左侧膈疝疝入物为胃泡及肠管，右侧膈疝疝入物

为肝脏，可见心脏受压移位，膈肌常不能完整显示。膈疝较大、位于右侧或双侧、早期出现、合并其他器官畸形或染色体异常、出现肺发育不良和胎儿水肿时预后差

13. 胎儿常见消化系统病变的超声诊断

- 胃肠道闭锁：消化道的任何部位均可发生闭锁或梗阻。食管闭锁常并发其他系统畸形、染色体异常及 IUGR，超声表现为胃泡不显示或胃泡小，羊水多，需要与中枢神经系统异常、骨骼肌肉系统异常所致的相似超声表现相鉴别。十二指肠闭锁是常见的肠道梗阻类型，约 2/3 胎儿合并其他部位畸形或染色体异常，典型超声表现为妊娠中晚期羊水多，胃和十二指肠近端扩张形成"双泡"征，双泡之间可见连接。空、回肠闭锁超声表现为小肠肠管增宽（>7mm），位于中腹部，蠕动活跃，可出现羊水多，梗阻位置较低时，胃泡不增大。肛门闭锁是结肠闭锁中最常见的一种，多数病例可无明显的超声表现，少数可出现结肠肠管增宽（>18mm）

- 胎粪性腹膜炎：常由肠道梗阻引起，腹腔内

可见较多钙化灶，可合并腹腔积液或局部假囊形成，肠道回声杂乱，可见扩张肠管

- 肝脏异常：肝囊肿多位于右肝，可合并肾、胰腺等脏器囊肿。肝脏良性肿瘤主要为肝血管瘤、肝错构瘤等，超声表现为低回声、强回声或混合回声，可有钙化。恶性肿瘤主要为肝母细胞瘤、神经母细胞瘤肝转移等，超声表现为实性或囊实性占位。肝脏钙化灶可由胎粪性腹膜炎引起，主要位于肝表面；如为门静脉或肝静脉血栓形成导致，多位于包膜下；病毒或弓形虫可引起肝实质内钙化灶，部分钙化灶可自行消退

- 胆囊异常：妊娠 14 周后可显示胎儿胆囊，妊娠晚期显示率近 100%，但是可因胆囊收缩暂时不显示。胆囊不发育时超声不能显示胆囊，常见于十二指肠闭锁、胆管闭锁、囊性纤维化等病。胆囊内可出现强回声，可能为结石、淤积胆汁等，出生后多自行消失。肝门区囊肿且两端均有管状结构连接时应高度怀疑胆管囊肿。多数胆总管囊肿预后好，合并远端梗阻时囊肿可随妊娠周逐渐增大，少数为胆管闭锁，囊肿常较小，体积不随妊

娠周变化，预后较差

14. 胎儿常见泌尿生殖系统病变的超声诊断

- 多囊肾：胎儿型多囊肾为常染色体隐性遗传病，均双侧受累，超声可见肾脏体积明显增大，弥漫性回声增强，结构不清，羊水少，有家族史者可明确诊断。成人型多囊肾为常染色体显性遗传病，大多数在胎儿期无表现，偶有妊娠晚期肾脏体积轻度增大，回声增强，但结构清晰，需在明确诊断父母之一有多囊肾后才能进行诊断

- 多囊性肾发育不良：目前认为是肾脏发育早期泌尿系完全梗阻所致，超声可见肾皮质处出现多个大小不等的囊肿，肾脏体积可增大，也可在正常范围或萎缩，双侧时合并羊水少，预后差，单侧者如对侧肾脏正常则预后好，无遗传性

- 肾脏不发育：超声检查时在一侧或两侧正常部位找不到肾脏结构，双侧肾脏不发育合并明显羊水少、膀胱持续不显示。一侧肾脏不发育时如对侧肾脏无异常，则羊水量正常

- 肾盂增宽：妊娠 22 周之前肾盂宽度 $\geq 4mm$，32 周前 $\geq 7mm$，妊娠晚期 $\geq 10mm$ 可诊断肾

盂增宽，主要见于泌尿系统梗阻，如输尿管肾盂连接处梗阻、输尿管膀胱连接处梗阻、先天性巨输尿管、后尿道瓣、尿道闭锁等，诊断胎儿肾盂增宽应在其出生后密切随访观察

- 卵巢囊肿：是女性胎儿腹部囊性病变中最常见的一种，多为卵巢滤泡受母体高雌激素水平刺激增大所致，多可自行消退，超声可见一侧下腹部单房、壁薄囊肿，距脊柱较远，扭转出血时内部回声混乱

15. 胎儿常见骨骼系统病变的超声诊断

- 骨软骨发育不良：胎儿长骨长度＜平均值-2SD 时，可诊断长骨短，多使用股骨长度为主要测量指标，其他参考指标包括股骨/腹围、股骨/双顶径、股骨/足长等，怀疑长骨短时应同时测量其他长骨，如肱骨、胫骨、腓骨、尺骨、桡骨。如全身长骨均短，或合并其他异常，如长骨弯曲、成角、骨化不良、颅骨形态异常等，可诊断骨软骨发育不良，多是基因突变、常染色体显性或隐性遗传病所致

按病变程度可分为致死性和非致死性骨软骨

发育不良。前者全身对称性长骨明显短小（长度<平均值-4SD），伴胸廓小（可致肺发育不良）。常见类型包括致死性发育不良、软骨发育不良Ⅰ型、骨发育不良Ⅱ型。后者长骨长度缩短不如前者明显，晚期妊娠时明显，中期妊娠时可能难以诊断，病因较多，如杂合性软骨发育不良、骨发育不全Ⅰ、Ⅲ、Ⅳ型等，也常见于染色体异常（如21三体）

- 桡骨发育不良：桡骨缺失或长度小于正常，多累及远端，超声表现为前臂内仅有一根长骨回声或桡骨远端与尺骨远端不平齐。见于很多综合征和染色体异常，也可因妊娠期接触有毒物所致

- 足内翻：超声表现为可在同一个切面上同时显示胫、腓骨长轴和多数足趾骨的长轴，正常时二者相互垂直，不能在同一切面显示。应动态观察确定其为固定的征象而非暂时的足部运动引起。多数晚期妊娠时才发现的足内翻为胎儿足部受挤压而非骨骼发育异常所致。中期妊娠羊水正常时发现的足内翻常见于骨骼及关节发育异常、中枢神经系统异

常、染色体异常及多种综合征，需进行详细检查

- 脊柱骨骼发育异常：局部脊柱骨骼发育异常可导致脊柱侧弯、脊柱后凸等，常见于胸腰段，超声表现为纵切时脊柱失去正常形态，弯曲成角，局部椎骨形态异常。脊柱异常弯曲常合并神经管畸形，严重者还见于羊膜带综合征、肢体-体壁综合征，程度较轻者可为单纯局部脊柱异常

16. 胎儿常见腹壁缺陷的超声诊断： 胎儿腹壁在胚胎早期由头、尾、两侧四个中胚层皱褶形成，最后在中央汇合形成脐环，此过程的发育障碍将导致前腹壁缺陷，其中侧褶缺陷导致脐膨出，尾褶发育缺陷导致膀胱外翻、小肠膀胱裂等。如果腹壁全层缺损会导致腹裂，如腹壁肌肉发育缺陷会导致 Prune-Belly 综合征。

- 腹裂：为腹壁全层发育缺陷，多位于右侧。超声可见腹壁连续性中断，腹腔内脏（如肠管）外翻于羊水中，周围无包膜，在羊水中浮动。腹裂较小（<1cm）或腹腔压力较小而无内脏外翻时产前超声难以诊断。通常不合并其他畸形

- 脐膨出：脐膨出部位可位于脐带中部或偏向头、尾侧，膨出物为腹腔脏器，周围有完整包膜。脐膨出中约一半合并有其他畸形，合并染色体异常也较常见

- 膀胱外翻：为泄殖腔外翻的一种类型。超声可见下腹部皮肤连续性中断，膀胱无回声不能显示，下腹部见肠管和膀胱后壁膨出形成的中等或混合回声，可合并骶尾部脊柱畸形、泌尿系统畸形等

- 肢体-体壁综合征：也称体蒂异常。超声表现为羊膜绒毛膜不融合，羊水少，脐带短，胎儿多种严重杂乱的畸形，如脊柱弯曲侧凸、前腹壁裂、肢体畸形等，超声检查容易发现并诊断

- 羊膜带综合征：由于羊膜腔破裂，部分羊膜缠绕、粘连胎儿躯体导致的胎儿畸形，胎儿任何部位均可发生畸形，包括体表压缩环、部分肢体缺失、非中线部位的脑膨出、非常见部位的唇腭裂、并指畸形等。若超声发现胎儿非对称性或非常规部位的畸形，且周围与条带回声相连则可诊断

17. **正常脐带超声表现及常见病变**：正常脐带

内包含 1 条脐静脉和 2 条脐动脉，动脉围绕静脉呈螺旋状缠绕。正常脐动脉在妊娠 13 周后出现舒张期血流并逐渐升高，S/D 值逐渐降低，妊娠 26～30 周 S/D > 4.0，妊娠 30～34 周 S/D>3.5，妊娠 34 周后 S/D>3.0，认为 S/D 值异常增高，多见于胎盘功能不良的胎儿。妊娠中晚期脐静脉内为单向血流，胎儿右心衰时可出现异常搏动性频谱或反向血流信号。

脐带结构异常主要包括单脐动脉、脐带囊肿等。单脐动脉指脐带内仅有 1 条脐动脉和 1 条脐静脉，确诊需显示胎儿膀胱，在紧贴膀胱处仅一侧显示与髂内动脉延续的脐动脉回声，且管径较粗。单脐动脉胎儿中畸形的发生率增高，如不合并其他畸形则不影响预后。脐带囊肿常位于脐带近胎儿端，如脐尿管囊肿、脐肠系膜囊肿、羊膜包裹性囊肿等，可能合并胃肠道或泌尿系畸形；脐带囊肿中大部分为假性囊肿，是华氏胶局部水肿或退化所致，与脐膨出和 18 三体有关。超声检查难以区分真性和假性囊肿。

脐带绕颈在灰阶超声上表现为颈部皮肤表面的 U 形（绕颈 1 周）或 W 形（绕颈 2 周）

切迹，颈部横断面彩色多普勒超声可显示环状绕行的脐带血管。多数情况下脐带一端绕于颈部而另一端绕于肩上或上臂处，少数情况下完全绕于颈部，彩超可正确判断是否绕颈和缠绕的松紧程度。

18. 正常胎盘超声表现及主要病变： 妊娠早中期胎盘为均匀中等回声，妊娠晚期时根据成熟度不同可有分隔或钙化。胎盘的大小主要通过测量胎盘厚度来评价，正常胎盘厚度均匀，随妊娠而增长，大致应为妊娠周数±10（mm）。

胎盘小主要见于 FGR、染色体异常等胎儿，羊水过多时可能使胎盘变薄，但体积无变化。胎盘增厚伴回声不均可见于部分型葡萄胎、三倍体胎儿、胎盘内出血等，增厚且回声均匀主要见于妊娠糖尿病、贫血、胎儿水肿、染色体异常等，有时胎盘与子宫附着面积小，胎盘显示增厚，但此时胎盘体积并无增大。

胎盘形态的异常主要包括：①轮状胎盘：为胎盘周边的羊膜绒毛膜部分或全部向胎儿面隆起形成皱褶，有时伴有胎盘出血或梗死。完全性轮状胎盘可致胎盘早剥、早产、FGR 等；②帆状胎盘：指脐带附着处位于胎盘外，脐血管无胎盘组织覆盖，血管并发症发生率增高，帆状胎盘时需注意有无血管前置表现；③副胎盘指主胎盘之外的小部分胎盘组织，与主胎盘之间由胎膜血管相连，发现副胎盘时应注意脐带入口位置是否正常，是否存在血管前置现象。

胎盘位置异常主要为前置胎盘，好发于有剖宫产史、流产史、高龄、多产的孕妇。完全型前置胎盘妊娠中期即可诊断，妊娠中期发现的不完全型前置胎盘多数可随妊娠周增长不断上移而逐渐转为正常，因此，前置胎盘应于妊娠32周后诊断。经阴道及经会阴超声对显示胎盘下缘与宫颈内口的关系更为准确，经腹超声检查时需适当充盈膀胱以利于宫颈的显示，但膀胱充盈过度、子宫下段肌层收缩等因素可能会导致假阳性结果。

胎盘早剥好发于高血压、高龄、腹部创伤史的孕妇。超声检查的敏感性较低，诊断需结合典型病史、体征，如腹痛、阴道出血等，并除外前置胎盘。典型者超声表现为胎盘隆起，回声不均，胎盘与肌层之间异常回声区，早期为强回声，随时间延长逐渐转为低回声或无回声。

19. 羊水量的超声评估

- 羊水深度测量：妊娠早、中期取羊水量最多，无胎儿肢体及脐带干扰的切面，测量垂直于体表的羊水池最大前后径。妊娠晚期时测量羊水指数（AFI）：通过子宫中点的矢状和横切线将子宫区域分为平均的 4 个象限，在每个象限测量最大羊水池深度，AFI 为 4 个象限羊水测值之和

  羊水过少：妊娠中期最大羊水池深度<2cm，妊娠晚期 AFI<5cm，称为羊水过少。羊水少最常见于泌尿系统畸形，如双侧肾发育不良、胎儿型多囊肾等，也可见于胎盘功能不良所致的 FGR、胎膜早破、过期妊娠以及某些染色体异常等。羊水过少可导致胎儿肺发育不良，出现越早预后越差

- 羊水过多：妊娠中期最大羊水池深度>8cm，妊娠晚期 AFI>20cm，称为羊水过多。常见于：①羊水吞咽或吸收障碍：胃肠道狭窄或梗阻，小下颌畸形、腭裂、膈疝、脐疝等；②中枢神经系统病变；③妊娠糖尿病所致巨大儿；④其他，如胎儿心脏畸形、肿瘤、胎儿水肿、双胎输血综合征等。多数妊娠晚期

轻度羊水增多胎儿并无超声可见的结构异常

20.宫颈功能不全的超声诊断：超声诊断标准为宫颈管长度＜2.5cm，部分伴有宫颈内口扩张，漏斗形成。经阴道或经会阴评价较为准确，经腹测量时宫颈长度可随膀胱充盈而变长，导致假阴性。

21.超声如何判断双胎妊娠的类型：双胎妊娠并发症多，围生期病死率高于单胎妊娠数倍，妊娠合并症的发生率与双胎的类型关系密切，单绒毛膜囊双胎并发症远高于双绒毛膜囊双胎，单羊膜囊双胎则可能发生连体双胎、脐带缠绕等严重并发症，因此，产前鉴别双胎的类型对临床处理有指导价值。

妊娠早期是超声鉴别双胎类型的最佳时期。妊娠早期胎囊的数目即为绒毛膜囊数目。妊娠中期的早期可通过观察双胎间隔的基底部形态判断，双绒毛膜双胎显示为"Λ"形，单绒毛膜囊双胎为"T"形。妊娠中期的晚期以后通过观察双胎间间隔厚度判断绒毛膜性不可靠，如胎盘为两个或胎儿性别不同可判定为双绒毛膜囊双胎，但一个胎盘、胎儿性别相同并不能除外双绒毛膜囊双胎。

- 单绒毛膜囊双胎常见并发症的超声表现
  - ✓ 双胎输血综合征：两胎儿共用胎盘中的血管吻合支使两胎儿的血液循环相互沟通，超声表现为两胎儿体重差别>20%，且血液交通量越大，胎儿体重差别越大。受血儿超声表现为羊水多，胎儿大，可有水肿及心衰表现；供血儿超声表现为羊水少，胎儿小，膀胱不显示
  - ✓ 无心畸形：无心畸形是单绒毛膜囊双胎的一种特有的畸形，由双胎血液交通导致。双胎之一无自主血液循环，血供来源于另一胎儿，血液通过胎盘吻合支经受血儿脐动脉进入受血儿体内，仅能供应下半身发育，因此，受血胎儿只有腹部、下肢结构而无心脏、头颅及上肢等结构
  - ✓ 选择性FGR：双胎之一由于脐带附着位置异常等因素导致发育迟缓，表现为胎儿小、羊水少，胎儿循环出现缺氧性改变，如脐动脉舒张期血流消失或反向、静脉导管反向波、大脑中动脉频谱异常等；另一胎儿为正常胎儿，大小正常，羊水量不

增多

✓ 双胎之一妊娠中晚期死亡后，死亡胎儿的某些坏死物质可进入存活胎儿循环及体内，导致存活胎儿脑梗死及继发的神经系统损害

22. **大脑中动脉多普勒检测**：脑循环在正常情况下为高阻，在整个心动周期中是持续的前向血流。存在胎儿宫内缺氧时，由于血液的重新分配，脑循环出现流速增高、阻力降低的代偿性改变。

大脑中动脉血流量占大脑血流量的 80%，也是胎儿期超声检查较易测量的大脑血管，大脑中动脉多普勒检测常常用来评估胎儿宫内缺氧状况。

如大脑中动脉峰值流速（Vm）>45cm/s，搏动指数（PI）<1.6，阻力指数（RI）<0.6，提示宫内缺氧，此外，大脑胎盘指数（MCA PI/UmA PI）<1.08，提示宫内缺氧的敏感性较高。胎儿大脑中动脉的收缩期峰值血流速度（MCA-PSV）超过 1.5 倍中位数时，胎儿贫血的风险增加。

（徐钟慧）

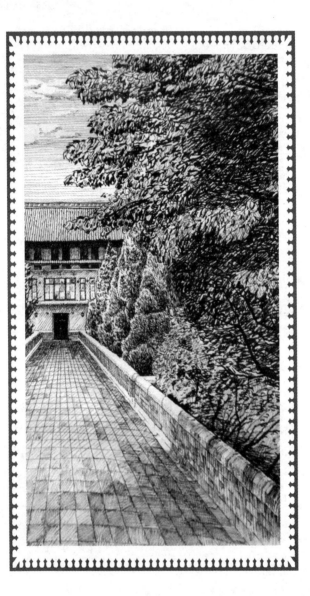

附　　录

产科常用表

妊娠 5~12 周时胎囊大小 （cm）

孕周	均值	范围	2SD
5	1.97	0.9~3.2	0.765
6	2.39	1.1~3.7	0.778
7	2.99	1.3~5.3	0.986
8	3.23	1.5~6.5	1.12
9	3.78	2.0~7.9	1.28
10	4.72	2.2~7.6	1.52
11	5.18	3.2~7.4	1.37
12	5.77	3.6~8.0	1.19

头臀长（cm）与孕周

头臀长	妊娠周	头臀长	妊娠周
0.2	5.7	3.5	10.4
0.4	6.1	4.0	10.9
0.6	6.4	4.5	11.3
0.8	6.7	5.0	11.7
1.0	7.2	5.5	12.1
1.3	7.5	6.0	12.5
1.6	8.0	6.5	12.8
2.0	8.6	7.0	13.2
2.5	9.2	8.0	14.0
3.0	9.9		

双顶径（cm）

孕周	−2SD	MEAN	+2SD
14	2.5	2.8	3.2
15	2.8	3.2	3.6
16	3.1	3.5	3.9
17	3.3	3.8	4.3
18	3.6	4.2	4.6
19	3.9	4.5	5.0
20	4.2	4.8	5.4
21	4.5	5.1	5.7
22	4.8	5.5	6.0
23	5.1	5.8	6.4
24	5.4	6.1	6.7
25	5.7	6.4	7.0
26	6.0	6.7	7.3
27	6.3	7.0	7.6
28	6.6	7.3	7.9
29	6.8	7.5	8.2
30	7.1	7.8	8.5
31	7.3	8.0	8.7
32	7.6	8.3	9.0
33	7.8	8.5	9.2
34	8.0	8.7	9.4
35	8.2	8.9	9.6
36	8.4	9.1	9.8
37	8.6	9.4	9.9
38	8.7	9.5	10.0
39	8.9	9.5	10.1
40	9.0	9.6	10.2

股骨长 （ cm ）

孕周	−2SD	MEAN	+2SD
14	1.2	1.5	1.8
15	1.5	1.9	2.2
16	1.8	2.2	2.5
17	2.1	2.5	2.8
18	2.4	2.8	3.2
19	2.7	3.1	3.5
20	3.0	3.4	3.8
21	3.3	3.7	4.1
22	3.6	4.0	4.4
23	3.8	4.2	4.7
24	4.1	4.5	5.0
25	4.3	4.8	5.2
26	4.6	5.0	5.5
27	4.8	5.3	5.7
28	5.0	5.5	6.0
29	5.2	5.7	6.2
30	5.5	6.0	6.5
31	5.7	6.2	6.7
32	5.8	6.4	6.9
33	6.0	6.6	7.1
34	6.2	6.8	7.3
35	6.4	7.0	7.5
36	6.5	7.1	7.7
37	6.7	7.3	7.9
38	6.9	7.5	8.1
39	7.0	7.6	8.3
40	7.1	7.8	8.4

胎儿腹围（cm）

孕周	-2SD	MEAN	+2SD
20	14.0	15.5	17.0
21	15.1	16.7	18.4
22	16.1	17.9	19.7
23	17.7	19.1	21.0
24	18.1	20.2	22.3
25	19.1	21.3	23.5
26	20.0	22.3	24.7
27	21.4	23.4	25.9
28	21.7	24.4	27.0
29	22.6	25.3	28.1
30	23.4	26.2	29.1
31	24.2	27.1	30.1
32	24.9	28.0	31.1
33	25.7	28.8	32.0
34	26.4	29.6	32.9
35	27.0	30.4	33.7
36	27.5	31.1	34.5
37	28.3	31.8	35.3
38	28.9	32.4	36.0
39	29.4	33.1	36.7
40	30.0	33.7	37.4
41	30.4	34.2	38.0
42	30.9	34.7	38.5

羊水指数（AFI）（mm）

孕周	第5百分位数	第50百分位数	第95百分位数
16	79	121	185
17	83	127	194
18	97	133	202
19	90	137	207
20	93	141	212
21	95	143	214
22	97	145	216
23	98	146	218
24	98	147	219
25	97	147	221
26	97	147	223
27	95	146	226
28	94	146	228
29	92	145	231
30	90	145	234
31	88	144	238
32	86	144	242
33	83	143	245
34	81	142	248
35	79	140	249
36	77	138	249
37	75	135	244
38	73	132	239
39	72	127	226
40	71	123	214
41	70	116	194
42	69	110	175

不同胎龄新生儿出生体重（g）

胎龄	均值	第 3 百分位	第 10 百分位	第 90 百分位	第 97 百分位
28	1389	923	972	1799	2071
29	1475	963	1057	2034	2323
30	1715	1044	1175	2255	2563
31	1943	1158	1321	2464	2775
32	1970	1299	1488	2660	2968
33	2133	1461	1670	2843	3142
34	2363	1635	1860	3013	3299
35	2560	1815	2051	3169	3442
36	2708	1995	2233	3312	3572
37	2922	2166	2413	3442	3690
38	3806	2322	2569	3558	3798
39	3197	2457	2701	3660	3899
40	3277	2562	2802	3749	3993
41	3347	2632	2865	3824	4083
42	3382	2659	2884	3885	4170

双胎妊娠胎儿体重（g）

孕周	5%	25%	50%	75%
16	132	141	154	189
17	173	194	215	239
18	214	248	276	289
19	223	253	300	333
20	232	259	324	378
21	275	355	432	482
22	319	452	540	586
23	347	497	598	684
24	376	543	656	783
25	549	677	793	916
26	722	812	931	1049
27	755	978	1087	1193
28	789	1145	1244	1337
29	900	1266	1395	1509
30	1011	1387	1546	1682
31	1198	1532	1393	1875
32	1385	1677	1840	2068
33	1491	1771	2032	2334
34	1597	1866	2224	2601
35	1703	2093	2427	2716
36	1809	2321	2631	2832
37	2239	2540	2824	3035
38	2669	2760	3017	3239

双顶径和腹围计算胎儿体重（g）

前后径+横径	24.84	24.2	23.57	22.93	22.3	21.66	21.02	20.38	19.75	19.11	18.47	17.84	17	16.5	15.92	15.29	14.65	14.01	13.38	12.47	12.11	11.47	10.38
双顶径 ＼ 腹围	39.4	38	37	36	35	34	33	32	31	30	29	28	27	26	25	24	23	22	21	20	19	18	17
5.0	2285	2119	1965	1822	1689	1567	1453	1347	1249	1159	1074	996	924	857	794	737	683	633	587	545	505	468	434
5.2	2352	2183	2027	1882	1748	1623	1506	1389	1299	1206	1119	1039	965	896	832	772	717	666	618	574	533	495	459
5.4	2421	2250	2092	1945	1808	1680	1562	1452	1350	1255	1166	1084	1008	937	871	810	753	700	650	605	562	522	486
5.6	2492	2319	2158	2009	1870	1740	1620	1507	1403	1306	1215	1131	1053	980	912	849	790	735	684	637	593	552	513
5.8	2565	2390	2227	2075	1934	1802	1679	1565	1458	1359	1266	1180	1100	1025	955	890	829	773	720	671	625	583	543
6.0	2640	2463	2298	2144	2001	1866	1741	1625	1516	1414	1319	1231	1149	1072	1000	933	870	812	758	707	659	615	574
6.2	2718	2539	2371	2215	2069	1933	1803	1687	1576	1472	1375	1284	1200	1121	1047	978	913	853	797	745	696	650	607
6.4	2797	2616	2447	2289	2140	2002	1872	1751	1638	1532	1433	1340	1253	1172	1096	1025	959	897	839	784	734	686	642
6.6	2880	2696	2525	2364	2214	2073	1941	1818	1702	1594	1493	1398	1309	1226	1148	1075	1006	942	882	826	774	725	678

续　表

前后+横径	10.38	11.47	12.11	12.47	13.38	14.01	14.65	15.29	15.92	16.5	17	17.84	18.47	19.11	19.75	20.38	21.02	21.66	22.3	22.93	23.57	24.2	24.84
6.8	717	765	816	870	928	990	1056	1127	1202	1282	1367	1458	1555	1659	1769	1887	2013	2147	2290	2443	2605	2779	2964
7.0	758	808	861	917	977	1041	1109	1181	1258	1340	1428	1521	1621	1726	1839	1959	2087	2224	2369	2524	2688	2864	3051
7.2	802	853	908	966	1028	1094	1164	1238	1317	1402	1491	1587	1689	1797	1912	2034	2164	2302	2450	2607	2774	2952	3141
7.4	848	901	958	1018	1081	1149	1221	1298	1379	1466	1558	1656	1759	1870	1987	2112	2244	2385	2534	2693	2862	3042	3233
7.6	896	952	1010	1072	1138	1208	1282	1361	1444	1533	1627	1727	1833	1946	2065	2192	2327	2470	2622	2783	2954	3135	3328
7.8	948	1005	1065	1129	1197	1269	1346	1426	1512	1603	1700	1802	1910	2025	2147	2276	2413	2558	2712	2875	3048	3231	3425
8.0	1002	1061	1124	1190	1260	1334	1412	1495	1583	1677	1775	1880	1990	2107	2231	2363	2502	2649	2805	2970	3145	3330	3526
8.2	1060	1121	1185	1256	1326	1402	1482	1568	1658	1753	1854	1961	2074	2193	2319	2453	2594	2743	2901	3068	3245	3432	3629
8.4	1120	1183	1250	1320	1395	1473	1556	1643	1736	1834	1937	2046	2161	2282	1411	2547	2690	2841	3001	3170	3348	3537	3736
8.6	1185	1250	1318	1391	1467	1548	1633	1723	1818	1918	2023	2134	2252	2375	1506	2644	2789	2942	3104	3275	3455	3645	3845

续　表

前后+横径	10.38	11.47	12.11	12.47	13.38	14.01	14.65	15.29	15.92	16.5	17	17.84	18.47	19.11	19.75	20.38	21.02	21.66	22.3	22.93	23.57	24.2	24.84
8.8	1252	1320	1391	1465	1544	1627	1714	1806	1903	2005	2143	2227	2346	2472	1605	2745	2892	3047	3211	3383	3565	3756	3958
9.0	1324	1394	1467	1544	1624	1710	1799	1893	1993	2097	2207	2323	2445	2573	2707	2849	2999	3156	3321	3495	3679	3871	4074
9.2	1400	1472	1547	1626	1709	1797	1888	1985	2087	2193	2305	2423	2547	2677	2814	2958	3109	3268	3435	3611	3793	3990	4194
9.4	1480	1554	1632	1713	1798	1888	1962	2081	2185	2294	2408	2528	2654	2786	2925	3071	3224	3385	3554	3731	3917	4112	4317
9.6	1565	1641	1721	1805	1892	1984	2080	2182	2287	2399	2501	2637	2765	2900	3041	3188	3343	3505	3676	3854	4041	4238	4444
9.8	1655	1733	1815	1901	1991	2085	2184	2287	2395	2508	2627	2751	2881	3018	3160	3310	3466	3630	3802	3982	4170	4367	4579
10.0	1750	1830	1915	2003	2095	2191	2292	2398	2508	2623	2744	2870	3002	3141	3285	3436	3594	3760	3933	4114	4303	4501	4708

脐动脉血流 S/D 比值（X±s）

孕周	S/D 比值
24	4.0±1.8
25	3.8±1.7
26	3.8±1.8
27	3.7±1.6
28	3.8±1.9
29	3.4±1.5
30	3.2±1.6
31	3.3±1.4
32	3.0±1.4
33	2.9±1.3
34	2.8±1.2
35	2.6±1.4
36	2.5±1.3
37	2.4±1.3
38	2.3±1.1
39	2.3±0.9
40	2.2±0.8

血三联参考值

周数	αFP		β- HCG		PAPP-A	
	均值	<0.6MOM	均值	>2MOM	均值	<0.42MOM
8					85	36
9					209	88
10					294	123
11					830	348
12					1531	640
13					2385	1000
14	23	13.8	33	66	3075	1291
15	32	19.2	28	56		
16	35	21	21	42		
17	40	24	19	38		
18	41	24.6	14	28		
19	51	30.6	11	22		
20	59	35.4	9.97	20		

Bishop 宫颈成熟度评分法

评分	判定指标				
	宫口开大（cm）	宫颈管消退（%）（未消退时是 2~3cm）	先露位置（平棘=0）	宫颈硬度	宫口位置
0	0	0~30	-3	硬	朝后
1	1~2	40~50	-2	中	居中
2	3~4	60~70	-1, 0	软	朝前
3	≥5	≥80	+1, +2	-	-

正常孕妇血清孕酮的正常值

孕周	旧制单位（ng/ml）	旧→新×系数	新制单位（nmol/L）
7	24.5±7.6		76.4±23.7
8	28.6±7.9		89.2±24.6
9~12	38.0±13.0		118.6±40.6
13~16	45.5±14.0		142.0±43.7
17~20	63.3±14.0	3.12	197.5±43.7
21~24	110.9±35.7		346.0±111.4
25~34	165.3±35.7		514.8±111.4
≥35	202.0±47.0		630.2±146.6

正常孕妇血清和羊水甲胎蛋白（AFP）正常值

孕周	血清（ng/ml）			羊水（ng/ml）		
	均值	标准差	范围	均值	标准差	范围
14～	35.8	17.52	12～70	10318	3733	5500～14000
16～	44.8	28.76	5～160	9672	5909	2600～30000
18～	56.9	23.06	22～112	7569	3841	2000～18000
20～	73.9	35.48	29～180	5508	2779	1000～12600
22～	93.3	47.81	30～300	3779	2208	1200～12200
24～	90.4	37.95	17～220	2415	1286	500～1000
26～	147.7	86.16	42～350	1970	1740	300～7200
28～	136.5	48.49	50～280	1840	1107	900～4600
30～	141	31.03	90～176	1308	996	420～3000

续　表

孕周	血清（ng/ml）			羊水（ng/ml）		
	均值	标准差	范围	均值	标准差	范围
32~	153	50.92	75~278	2385	58.69	197~280
34~	153.7	58.26	37~333	161	94.4	106~350
36~	122.8	63.32	30~327	127.1	102.8	60~350
38~	106.5	69.9	34~392	94.5	69.6	33~325
40~	96.4	61.58	31~325	96	76.05	33~337
42~	79	38.4	43~175	95.3	39.6	57~154

正常妊娠血清 HCG 的变化 (mU/ml)

停经时间	≤40d	49~50d	51~60d	61~70d	71~80d	81~90d	13~16w	17~20w	21~24w	25~28w	29~32w	33~36w	37~40w	41~40w
5% 低界	600	1200	3900	9750	7250	7500	8500	3300	4900	3700	4600	6550	3150	1175
中位数	13375	22500	50000	65000	97500	77500	41000	29500	15500	14000	16500	28600	14000	14000
95% 高界	75000	110000	200000	145000	210000	200000	150000	200000	48000	55000	76000	115000	92500	44500
测定范围	250~195000	190~200000	1050~270000	1250~160000	7250~210000	7500~200000	8500~150000	3300~200000	1200~130000	3250~115000	3050~85000	3250~195000	2700~105000	1175~44500
例数	60	111	69	33	13	10	21	21	35	54	60	64	41	18

正常分娩后 HCG 的变化 （mU/ml）

分娩后天数	1~2	3~4	5~6	7~8
5%低界	70	66	<12.5	19.5
中位数	950	260	49	41
95%高界	5750	2450	330	140
测定范围	47~10000	65~2450	12.5~330	19.5~140
例数	32	29	28	12

参 考 文 献

［1］曹泽毅. 中华妇产科学［M］. 第3版, 北京：人民卫生出版社, 2014.

［2］时春艳, 丁秀萍, 张梦莹, 等. 羊水栓塞的早期识别和团队流程化抢救［J］. 中华妇产科杂志, 2016, 5（51）：397-400.

［3］中华医学会妇产科学分会妊娠期高血压疾病学组. 妊娠期高血压疾病诊治指南（2015）［J］. 中华妇产科杂志, 2015, 10（50）：721-728.

［4］胎盘早剥的临床诊断与处理规范. 中华妇产科杂志, 2012, 12（47）：957-958.

［5］早产临床诊断与治疗指南（2014）［J］. 中华妇产科杂志, 2014, 7（49）：481-485.

［6］胎膜早破的诊断与处理指南（2015）［J］. 中华围产医学杂志, 2015, 3（18）：161-167.

［7］曹泽毅. 中华妇产科学临床版［M］. 北京, 人民卫生出版社, 2010.

［8］D. K. James. 高危妊娠［M］. 段涛, 译. 北京：人民卫生出版社, 2008.

［8］凌萝达, 顾美礼. 难产［M］. 第2版, 四川：重庆出版社, 2000.

［10］中华医学会妇产科学分会产科学组. 新产程标准

及处理的专家共识（2014）［J］.中华妇产科杂志，2014，7.

［11］蒋宇林，边旭明，高劲松.电子胎心监护解读新进展［J］.实用妇产科杂志，2012（28）：3，163-166.

［12］邓姗，郎景和.协和妇产科临床备忘录［M］.第2版，北京：人民军医出版社，2008.

［13］张运平，刘晓红，主译.产后出血——产后出血的评估治疗和外科手术综合指南［M］.北京：人民卫生出版社，2008.

［14］谢幸，苟文丽.妇产科学［M］.第8版，北京：人民卫生出版社，2013.

［15］Chaim W，Bashiri A，Bar-David J，et al. Prevalence and clinical significance of postpartum endometritis and wound infection ［J］. Infect Dis Obstet Gynecol. 2000，8（2）：77.

［16］French LM，Smaill FM. Antibiotic regimens for endometritis after delivery ［DB/OL］. Cochrane Database Syst Rev. 2004.

［17］F. Gary Cunningham，Kenneth J. Leveno，Steveno L. Bloom，et al. Willams Obstetrics ［M］. 24th Edition. McGraw-Hill Education，2014.

ISBN 978-7-5679-0386-9

9 787567 903869 >

定价：38.00元